DES

ACCIDENTS PERNICIEUX

DE

LA MALARIA

PAR

Henri DE GIOVANNI,
Docteur en médecine de la Faculte de Paris,

PARIS
A. PARENT, IMPRIMEUR DE LA FACULTÉ DE MEDECINE
29-31, rue Monsieur-le-Prince, 29-31.

1875

DES ACCIDENTS PERNICIEUX

DE

LA MALARIA

DES

ACCIDENTS PERNICIEUX

DE

LA MALARIA

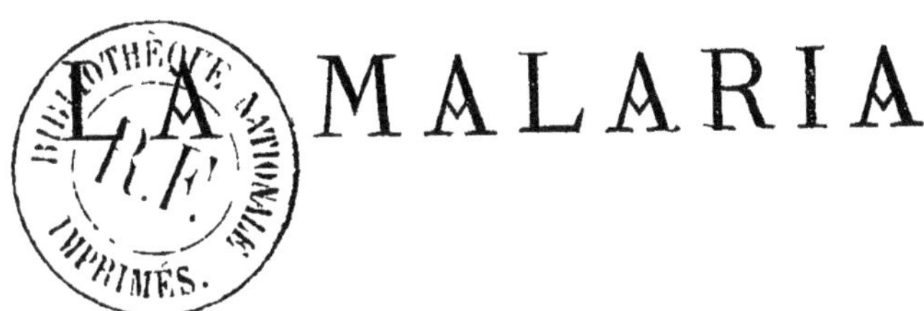

PAR

Henri DE GIOVANNI,

Docteur en medecine de la Faculte de Paris.

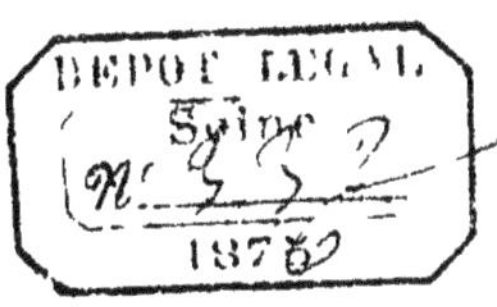

PARIS

A. PARENT, IMPRIMEUR DE LA FACULTÉ DE MEDECINE

29-31, rue Monsieur-le-Prince, 29-31.

—

1875

DES ACCIDENTS PERNICIEUX

DE

LA MALARIA

INTRODUCTION.

Le titre que nous avons donné à notre thèse contient deux mots qui demandent chacun une explication.

Les auteurs décrivent sous le nom de *fièvres pernicieuses* les cas où la maladie miasmatique, que la plupart appellent *intoxication paludéenne*, prend un caractère de perniciosité, c'est-à-dire de gravité à courte échéance. Mais ces cas ne s'accompagnent pas toujours de fièvre; on peut les observer dans les formes apyrétiques de la période aiguë, ainsi que dans la période chronique de la maladie. De plus, les phénomènes de perniciosité sont si nombreux, si variés, si étranges; ils se produisent dans des circonstances si diverses de lieu, de temps, d'individu, avec une brusquerie telle et un danger si pressant, que nous avons cherché un mot propre à rendre toutes ces nuances : celui d'*accident pernicieux* nous a paru le moins insuffisant.

Nous avons adopté celui de *malaria*, employé déjà par quelques auteurs, parce qu'il ne préjuge point l'étiologie de la maladie et la nature de l'agent qui la produit. Sur ces deux points on a émis les opinions les plus diverses ; on professe les théories les plus opposées : le mot de malaria, sous son insignifiance apparente, cache tous ces dissentiments.

Pendant longtemps on n'a décrit que les fièvres *intermittentes*, qu'on ne tarda pas à dénommer aussi *paludéennes*, quand on connut le rapport qui lie le développement de ces fièvres à la présence des marais.

Depuis, on s'aperçut que ni la fièvre, ni l'intermittence ne sont deux conditions absolues et indispensables de la maladie. On ne conserva alors que le point de vue étiologique ; on fit, sur la nature de la maladie, l'hypothèse qui s'adaptait le mieux à l'ensemble des faits connus, et on créa les mots d'*intoxication paludéenne* et d'*impaludisme*. Ces dénominations, compromises un instant par l'observation de cas d'impaludisme dans des pays où il n'existe pas de marais à la surface du sol, furent justifiées et confirmées par la découverte des marais souterrains. La question ne devait pas en rester là. D'un côté, M. L. Colin établit que le miasme peut être produit par le sol, en l'absence de marais superficiels et souterrains ; d'où la nécessité d'admettre une *intoxication tellurique ;* pendant que, d'autre part, quelques médecins défendent avec talent une étiologie purement météorologique, et assimilent la maladie à une diathèse.

On n'est guère plus d'accord sur la nature de l'agent morbide. Dynamique pour quelques-uns, miasmatique pour la plupart, gazeux pour ceux-ci, solide pour ceux-là ; il est vivant pour Salisbury qui en fait une algue, et pour Binz qui le considère comme un animal.

Mais, quelle que soit l'étiologie de la maladie et la nature de sa cause, ce que personne ne conteste, c'est que l'air ambiant est altéré, c'est qu'il acquiert des propriétés nocives, mauvaises, ce qu'exprime le mot italien de *malaria* (*aria*, air ; *mala*, mauvais) ; c'est qu'enfin l'action de cet air altéré sur l'organisme est nécessaire pour y faire naître la maladie.

Le mot de malaria ne tranche donc aucune question : il les réserve toutes, et c'est là son mérite.

La malaria joue un rôle capital dans la pathologie des localités soumises à son action. Non-seulement cet agent morbide produit des affections nombreuses et variées qui lui sont spéciales, mais il modifie les affections produites par les autres agents morbides et leur imprime son cachet. En un mot, il domine tout le règne médical de la contrée.

On a dit qu'un médecin élevé à l'École de Paris, en arrivant dans un pays à fièvres, est obligé d'y refaire son éducation médicale. Cette assertion, exagerée sans doute, repose sur un fond de vérité. Il est incontestable que la malaria a des allures si variées, si trompeuses, qu'elle déroutera plus d'une fois, au commencement de sa pratique, l'observateur même le plus prévenu. Il y a bien longtemps que Morton a dit d'elle : « C'est un véritable protée ; » mot saisissant et qui la dépeint à merveille.

Dans un pays à fièvres, le médecin doit toujours être en éveil : rechercher avec soin l'intermittence quand elle est peu accusée, et les phénomènes fébriles quand ils sont incomplets; ne négliger aucun détail, se méfier surtout de tout symptôme un peu insolite. Il évitera également deux excès qui consistent : l'un, à ne pas employer la quinine en temps et lieu parce qu'il aura méconnu la maladie ; l'autre, à l'employer à tort et à travers parce qu'il verra la malaria partout, gaspillant ainsi l'argent de gens ordinairement pauvres, et discréditant le précieux médicament dans l'esprit de populations parfois peu éclairées. Mais sa préoccupation la plus constante sera de démasquer la malaria quand elle revêt un caractère pernicieux. C'est dans ces cas qu'elle se cache sous les formes les plus trompeuses, et pourtant c'est alors surtout qu'on doit pouvoir la reconnaître, car le médecin devient en ce moment, suivant l'expression de Lautter, « arbitre de vie et de mort. »

Ainsi, plus les difficultés grandissent, et plus il devient nécessaire d'établir le diagnostic promptement et avec certitude. Dans ces circonstances délicates, ce n'est pas sans étonnement qu'on voit de modestes praticiens montrer une sûreté de jugement et une rapidité de coup d'œil vraiment remarquables.

A défaut d'expérience personnelle, nous avons parcouru les ouvrages des principaux auteurs qui ont écrit sur la matière, et c'est l'idée que nous nous sommes faite, après cette lecture, sur les accidents pernicieux de la malaria, que nous avons essayé de retracer dans ce travail.

CHAPITRE Ier.

DE L'INTOXICATION DE MALARIA.

Intoxication aigue : forme continue, forme rémittente, forme intermittente.

Manifestations diverses de la forme intermittente : 1o Fièvres simples, normales ou regulières ; leurs différents types. 2o Fièvres irrégulières. 3o Fievres larvées.

Intoxication chronique. Cachexie.

Rôle de l'elévation de temperature et de la date de l'intoxication dans la production de la forme et du type.

Periode de latence. — Étiologie et nature de la malaria.

Diagnostic et pronostic

Le mot de malaria réveille invinciblement dans l'esprit l'idée de fièvre intermittente.

Il est pourtant facile de démontrer que ni la fièvre, ni l'intermittence ne sont la condition absolue des manifestations cliniques de l'empoisonnement par malaria. Il serait puéril aujourd'hui d'accumuler les preuves pour établir ce fait ; il résulte nettement des études de géographie médicale. Si, au lieu d'étudier les effets de la malaria dans un foyer limité, on les étudie sur toute la surface du globe, au nord, au midi et dans les pays chauds, on arrive bien vite à se convaincre que la malaria produit une intoxication spécifique, tantôt chronique, tantôt aigue, la première succédant ordinairement à la seconde, mais pouvant aussi s'établir d'emblée. Or, dans l'intoxication chronique, il n'y a pas de fièvre, et dans l'intoxication aiguë l'intermittence peut disparaître, puisque cette intoxication aigue se manifeste sous trois formes bien distinctes : la forme intermittente, la forme rémittente et la forme continue.

Nous croyons utile de tracer à grands traits, au commencement de ce travail, le tableau clinique de l'intoxication de malaria. En effet, chacune des formes variées que revêt cette intoxication peut présenter des accidents pernicieux.

La connaissance des formes rémittente et continue n'est pas encore suffisamment entrée dans les esprits. Leur existence est incontestable ; elle résulte d'un ensemble de faits formant quatre ordres de preuves :

a. Ces formes ont une origine miasmatique comme les fièvres intermittentes ;

b. Elles s'accompagnent des mêmes lésions anatomo-pathologiques et aboutissent à la même cachexie ;

c. Elles peuvent se transformer en fièvres intermittentes et en fièvres pernicieuses ;

d. Elles sont justiciables du même traitement, ce qui fait qu'elles méritent aussi la qualification de fièvres à quinquina.

INTOXICATION AIGUE.

Forme continue. — Elle peut être définie : une fièvre continue à quinquina.

Elle s'observe surtout dans les pays chauds ; on l'observe quelquefois dans nos climats tempérés en été, et rarement dans les pays plus rapprochés du nord, si ce n'est dans des années exceptionnellement chaudes.

Le mouvement fébrile y est aussi continu et aussi intense que dans la fièvre typhoïde. Maillot, qui a été un des premiers à l'établir nettement, lui donnait le nom de *pseudo-continue*. Ce mot ne signifiait pas, dans son esprit, que la continuité du mouvement fébrile n'existe pas réellement, mais que la maladie ne fait que ressembler à la fièvre typhoïde et ne doit pas être traitée de même. Le mot de *gastro-céphalite*, qu'il a aussi employé, résume admirablement l'appareil symptomatique de cette forme, caractérisée surtout par des phénomènes gastriques et céphaliques.

Les symptômes de la fièvre continue à quinquina sont assez obscurs : elle ressemble à la fièvre typhoïde, principalement dans les trois ou quatre premiers jours. Mais bientôt, spontanément ou à la suite du traitement ou de phénomènes critiques, le type rémittent se prononce, parfois même le type intermittent.

Quoiqu'elle puisse affecter, comme la fièvre rémittente, la forme gastrique et la forme bilieuse, elle se présente le plus souvent sous la forme inflammatoire, ce mot n'impliquant pas une idée de phlegmasie, mais une expression symptomatique violente.

Parfois elle révèle sa nature par l'explosion d'accidents qui appartiennent plus particulièrement aux fièvres intermittentes pernicieuses.

La fièvre continue à quinquina diffère de la fièvre typhoïde par son origine, sa durée moins longue, une allure capricieuse bien éloignée de la continuité si remarquable, et de la marche pour ainsi dire réglée à l'avance de la fièvre typhoïde.

Dans les deux cas, la rate est hypertrophiée ; mais elle n'est pas sensible dans la fièvre typhoïde. Cette douleur est un symptôme auquel M. Duboué attache une grande importance dans les cas douteux.

Forme rémittente. — La fièvre rémittente à quinquina se produit dans les mêmes conditions, mais un peu plus souvent que la fièvre continue, dont elle ne diffère que par des exacerbations périodiques.

Pas plus que la fièvre continue, elle n'a une symptomatologie spéciale. A son état le plus simple, elle ne devrait avoir que les symptômes constitutifs d'un accès intermittent, plus accentué et plus étendu, le second accès commençant avant que le premier soit fini. Mais il est rare de l'observer à cet état de simplicité. Généralement elle est associée à un autre état morbide, qui est celui de la constitution médicale régnante ; dans nos climats, c'est le plus souvent un état gastrique ou bilieux, d'où deux formes : la fièvre rémittente gastrique et la fièvre rémittente bilieuse.

L'exacerbation n'est pas toujours marquée, comme on pourrait le croire, au commencement par le frisson, et à la fin par la sueur, avec une période de chaleur intermédiaire ; les exacerbations consistent, le plus souvent, en alternatives de bien et de mal, qui ont lieu dans un temps toujours très-court, à n'importe quelle heure de la journée, mais avec un caractère de périodicité. Les types les plus communs qui régissent ces alternatives, sont : le quotidien et le double tierce ; le tierce est moins fréquent, le quarte très-rare.

L'état des urines fournit un caractère important pour établir le moment de l'exacerbation : elles sont claires et limpides pendant tout le temps que dure le paroxysme, et elles déposent, quand il se termine, un sédiment briqueté.

L'existence d'exacerbations périodiques et la transformation fréquente de la fièvre rémittente en fièvre intermittente caractérisent la marche de la maladie. La transformation en fièvre intermittente est le fait ordinaire, et présage une heureuse solution ; le fait inverse, c'est-à-dire la préexistence de fièvres intermittentes et leur transformation en rémittentes, est l'exception, et résulte ordinairement d'un traitement mal approprié.

La considération des symptômes en eux-mêmes ne permet pas d'établir le diagnostic ; il faut l'asseoir sur d'autres éléments, qui sont : la connaissance des conditions où a vécu le sujet, l'étude de la marche de la maladie, l'état de la rate et l'essai thérapeutique.

Le pronostic des formes rémittente et continue n'est pas grave, à moins qu'une complication quelconque n'empêche l'action du spécifique. Bien moins souvent que la forme intermittente, mais bien plus vite que celle-ci, elles sont suivies de la cachexie. Elles ne frappent d'ordinaire qu'une fois le même sujet, tandis que la récidive est la règle pour les fièvres intermittentes.

Comme la fièvre continue de malaria, la fièvre rémittente présente quelquefois l'explosion subite d'accidents pernicieux.

Forme intermittente. — C'est la manifestation la plus commune et la mieux connue de la malaria; mais elle n'est pas toujours identique.

On doit distinguer trois cas :

a. Dans le premier, il y a fièvre, intermittence, et périodicité. L'empoisonnement se manifeste par des paroxysmes fébriles, séparés les uns des autres et se reproduisant suivant un type bien déterminé. Ce sont les *fièvres intermittentes*, *normales*, *simples* ou *régulières*.

b. Dans le second cas, la fièvre ne se produit plus avec des paroxysmes réguliers et distincts : l'irrégularité peut exister non-seulement dans le retour des accès, mais dans l'accès lui-même. L'on a donc ici la fièvre et l'intermittence, mais sans périodicité. Ce sont les *fièvres intermittentes irrégulières*.

c. Enfin, dans le troisième cas, il n'y a plus de fièvre : elle est remplacée par un phénomène morbide quelconque dont elle a pris le masque : d'où le nom de *fièvres larvées*. Ici, pas de fièvre, mais intermittence avec ou sans périodicité.

1° *Fièvres intermittentes normales*. — Cette variété est constituée par des accès fébriles, séparés l'un de l'autre par une période d'apyrexie invariable, et composés de trois stades ; un stade de frisson, un stade de chaleur et un stade de sueur.

Au point de vue physiologique, l'accès de fièvre consiste en une excitation du grand sympathique, suivie bientôt de sédation. Dans la période d excitation, les extrémités des vaisseaux se contractent, le sang quitte les parties périphériques du corps pour s'amasser dans les parties profondes : de là, la sensation de froid et le refroidissement réel de certaines parties (nez, oreilles, lèvres, menton, mains, pieds); l'élévation réelle de la température dans les autres parties, et les congestions intenses de certains organes, qui expliquent la soif, les nausées, les vomissements et les douleurs lombaires. Puis vient la sédation : d'où répartition du sang dans tout le système circulatoire, sensation de chaleur, élévation de la température dans toutes les parties du corps, coloration rouge intense des urines et sueur.

Le résultat de cette névrose du grand sympathique est un affaiblissement considérable, qui est tel parfois qu'un ou deux accès amènent l'état qui correspond à l'intoxication chronique.

Les accès reviennent suivant un rhythme, un type déterminé par la durée de l'intervalle d'apyrexie qui les sépare. Dans le type quotidien, les accès reviennent tous les jours : ils sont semblables pour l'heure, l'intensité, la durée. Parfois il y a deux accès au lieu d'un dans le même jour, l'un fort vers le matin, l'autre plus faible vers le soir : c'est le type double quotidien.

Dans le type tierce, il y a, le troisième jour, un accès semblable à celui du premier jour. Parfois à cet accès vient s'en ajouter un autre plus faible. Si ce nouvel accès se produit le soir du premier et du troisième jour, c'est la tierce doublée; s'il se produit le deuxième et le quatrième jour, vers le matin, c'est la double tierce : on y a les accès forts le premier et le troisième jour, et les accès faibles le deuxième jour et le quatrième, ce qui permet la distinction avec le type quotidien. Dans la tierce doublée ou double on a, pour ainsi dire, deux fièvres tierces qui évoluent dans le même jour ou à un jour de distance l'une de l'autre.

Dans le type quarte il y a, le quatrième jour, un accès semblable à celui du premier. S'il y en a un autre plus faible, le deuxième jour, qui se reproduit le cinquième, c'est la fièvre double quarte ; si le premier et le quatrième jour présentent chacun deux accès, l'un fort au matin, l'autre faible le soir, c'est la quarte doublée.

On a distingué d'autres types où la fièvre reviendrait tous les cinq, six, sept, huit, neuf ou dix jours, etc..... On ne doit les admettre qu'avec réserve.

Les types qui se présentent généralement dans la pratique sont le quotidien et le double quotidien, — le tierce et le double tierce, — le quarte.

Il résulte d'une statistique basée sur 6726 cas, que 12 fois sur 40 l'accès débute de six heures du soir à six heures du matin; 21 fois sur 40 le début a lieu de six heures du matin à midi; et 7 fois seulement sur 40 l'accès commence de midi à six heures du soir. Parmi les heures du matin, les plus fréquentes sont la neuvième et dizième; dans l'après-midi, la plus fréquente est la deuxième.

Comment expliquer la production des accès à des heures aussi différentes? On a invoqué les variations de l'atmosphère, de la chaleur solaire, l'accumulation du poison dans la rate, qui se dégorgerait le matin, et bien d'autres raisons.

Il est plus rationnel d'admettre que le commencement de l'accès dépend du rapport qui unit les deux facteurs suivants : *a.* l'*état du support*; *b.* l'*état de la cause morbide.*

a. Le support deviendra susceptible d'accuser l'empoisonnement au moment juste où il sera assez faible pour ne plus résister à l'agent toxique. Ce moment arrive surtout le matin, qui est la période du jour où l'organisme est le plus faible, mais cette faiblesse peut se produire à n'importe quelle heure, sous l'influence des causes les plus banales.

b. On peut admettre qu'il faut une certaine dose de poison pour produire la fièvre, dose variable suivant l'état du support. En un mot, la fièvre s'allumera quand l'individu sera assez faible pour ne plus résister à l'action continue du poison, quelle qu'en soit la dose.

Nous ferons connaître tout à l'heure les conditions auxquelles sont soumis ces deux facteurs, et nous verrons que cette même explication peut s'appliquer à l'intermittence et jusqu'à un certain point au type.

L'heure des accès varie selon le type. En négligeant les faits exceptionnels, la fièvre quotidienne a ses accès le matin, la fièvre tierce vers le milieu du jour et la fièvre quarte après midi.

Les types initiaux sont le quotidien et le tierce ; ils peuvent se transformer l'un dans l'autre. Le type quarte est rarement primitif; il provient du rhythme initial transformé ; le quotidien y aboutit généralement en passant par le tierce. Les types doubles et doublés ne sont pas non plus des types primitifs : ils appartiennent, ainsi que le quarte, le plus souvent aux récidives si fréquentes de la fièvre intermittente.

La durée des fièvres intermittentes simples est ordinairement longue ; à ce point de vue, il y a lieu de distinguer les fièvres de printemps ou vernales, et les fièvres d'été et d'automne ou æstivo-automnales, les premières légères et disparaissant souvent sans traitement, les autres très-tenaces, aboutissant au type quarte assez souvent, et défiant parfois, pendant des mois entiers, tous les efforts du médecin.

2° *Fièvres irrégulières.* — L'irrégularité peut porter sur le retour des accès et sur l'accès lui-même.

Les accès sont fébriles, intermittents, mais non périodiques. Cette irrégularité s'observe au début de l'infection, ou, au contraire, dans les fièvres anciennes, quand elles tendent à la cachexie ou à la guérison.

Au début de l'intoxication, les accès parfois se rapprochent tellement qu'il arrive un moment où un accès commence avant que l'autre soit fini. Ces accès sont dits *subintrants*. On peut ainsi aboutir à la fièvre rémittente, qui est rarement constituée de la sorte; d'ordinaire elle débute d'emblée. Dans ces fièvres irrégulières de début, il faut suspendre le diagnostic si elles tardent trop à se régler : on peut être en présence de fièvres illégitimes, c'est-à-dire non dues à la malaria.

Dans les fièvres irrégulières anciennes, les accès, au lieu de se rapprocher, s'éloignent pour ne revenir qu'après des intervalles variables et prolongés (fièvre erratique). Quand il y a tendance à la guérison, le retard est dû d'ordinaire au traitement; s'il survient spontanément, il y a plutôt tendance à la cachexie.

Quand l'accès lui-même est irrégulier, un des stades peut être à peine marqué ou manquer totalement, ou au contraire avoir une longueur inaccoutumée; enfin les stades peuvent être pervertis dans leur ordre de succession.

3° *Fièvres larvées.* — Ici la fièvre a disparu : on suppose qu'elle se cache sous le masque d'un phénomène morbide toujours le même, revenant périodiquement ou non, et disparaissant par le traitement ordinaire. Les fièvres larvées s'établissent d'emblée ou succèdent aux fièvres intermittentes simples.

Les phénomènes morbides qui constituent les fièvres larvées, sont présentés la plupart du temps par le système nerveux et surtout par les nerfs de sentiment. Ce sont donc ordinairement des névralgies. Les plus fréquentes sont la névralgie de la cinquieme paire et en particulier du rameau sus-orbitaire, la névralgie intercostale. Les nerfs du mouvement sont rarement affectés: on n'observe presque jamais des convulsions partielles, des paralysies locales et temporaires. Il est à remarquer que même les nerfs mixtes des membres sont rarement atteints.

Les fièvres larvées constituées par des troubles de la sensibilité spéciale (vue, ouïe, odorat, goût, toucher) sont excessivement rares.

On a observé un peu plus souvent les troubles du système nerveux de la vie organique (accès de toux, vomissements, angine de poitrine, syncopes). On a signalé aussi l'urticaire.

Le nombre des fièvres larvées a été singulièrement exagéré : on a rattaché à tort à la malaria tout phénomène morbide offrant une périodicité plus ou moins marquée et cédant à la quinine.

Les fièvres intermittentes simples, irrégulières et larvées peuvent également devenir pernicieuses : cette éventualité est plus commune dans les fièvres simples. Toutes aussi peuvent mener à la cachexie; mais les fièvres simples y aboutissent plus fréquemment que les autres.

INTOXICATION CHRONIQUE

L'intoxication chronique est caractérisée par une cachexie spéciale et peut succéder à toutes les manifestations aiguës, simples et pernicieuses de la malaria. Le plus souvent elle ne survient qu'après un nombre considérable d'accès ; parfois elle se développe avec une singulière rapidité. Il y a des cachexies de malaria qu'on pourrait appeler galopantes.

Il est des cas où la cachexie s'établit insidieusement, sans manifestations fébriles antérieures ; elle apparaît d'emblée dans d'autres cas.

On la reconnaît à trois signes principaux :

1° Une coloration jaune terreuse, étendue à tout le corps ;

2° Des hydropisies générales ou très-mobiles, pouvant affecter toutes les séreuses et tout le tissu cellulaire ;

3° Un développement exagéré de la rate et du foie (gâteau hépato-splénique).

Il faut y ajouter tous les symptômes concomitants d'une anémie : affaiblissement, indolence, palpitations, essoufflement, lipothymies, bruits vasculaires et cardiaques.

Ces signes de la déchéance organique apparaissent suivant un ordre physiologique déterminé : la fièvre et le développement du foie et de la rate amènent la destruction des globules et la diminution de l'albumine. L'hypoalbuminose produit les hydropisies, et la destruction exagérée des globules la teinte particulière. Parfois l'hydropisie est liée à une albuminerie de cause palustre. Notons la possibilité de la diarrhée par dégénérescence amyloïde de l'intestin et la transformation de l'organisme par le fait de la cachexie, en un terrain très-favorable à l'évolution des diverses maladies qui acquièrent une gravité spéciale, entre autres la pneumonie.

Les individus qui sont déjà atteints d'intoxication chronique et qui continuent à s'exposer à la malaria présentent des manifestations nouvelles aigues, fébriles ou larvées. Elles sont d'ordinaire irrégulières; quand elles sont périodiques, le type qui les régit est à longues intermissions : le plus souvent c'est le type quarte.

Quand un individu, atteint d'intoxication chronique, s'éloigne du lieu d'infection, il ne cesse pas d'être exposé à des troubles variés qu'on ne peut s'empêcher de regarder comme des manifestations aiguës de la malaria. La meilleure preuve qu'on puisse en donner, c'est le caractère pernicieux qu'ils prennent parfois et leur curabilité par le quinquina. Ces troubles ne sont autre chose que des fièvres larvées; on ne doit pas les confondre avec d'autres troubles qui résultent de l'altération de nutrition, de la cachexie proprement dite et qui ne sont plus justiciables du quinquina.

La géographie médicale et l observation clinique ont établi quelques faits généraux qui dominent et qui font comprendre ces manifestations si diverses d'une même cause morbide.

Aux Indes, les formes continue et rémittente sont très-communes, la forme intermittente assez rare. En France, en Allemagne, en Angleterre, en Hollande et dans tous les pays plus ou moins rapprochés du nord, les formes périodiques sont très-fréquentes. Enfin dans les pays intermédiaires, comme le centre et le sud de l'Italie, l'Algérie, les formes continue et rémittente se produisent assez fréquemment, moins souvent que dans les pays très-chauds, mais plus souvent que dans les climats tempérés. Dans ces climats intermédiaires, les formes continue et rémittente prédominent dans les saisons chaudes ; les fièvres intermittentes apparaissent surtout dans les saisons où la température est relativement peu élevée.

Il est difficile de ne pas conclure de cet ensemble de faits que la température joue un rôle important dans la forme que va revêtir l'empoisonnement par malaria; que plus elle est élevée, plus il y a tendance à la production des formes intenses de l'empoisonnement.

L'élévation de la température paraît agir de deux manières pour arriver à ce résultat :

D'un côté elle favorise la production du miasme et augmente l'intensité du poison;

De l'autre elle affaiblit l'organisme et en augmente la réceptivité, ce qui fait qu'il absorbe le poison en plus grande quantité ou en subit plus facilement l'action nocive.

Boudin était arrivé bien près de la vérité lorsqu'il proclamait qu'il y a un rapport intime entre l'intensité de l'intoxication et sa manifestation clinique.

Pour lui, l'intoxication la plus intense produit la forme continue, une intoxication moins forte la forme rémittente, une intoxication plus faible encore la forme intermittente depuis la fièvre quotidienne jusqu'aux types les plus éloignés (quintane, sextane, septane), en passant, par une dégradation insensible, par les fièvres tierce et quarte.

L'observation clinique montre qu'il est un autre élément dont il faut tenir compte pour expliquer les différentes formes de l'intoxication, et qu'on peut appliquer même à l'explication des différents types de la fièvre intermittente, c'est la *manière d'être* de l'individu intoxiqué, c'est l'*état du support de la cause*.

On a remarqué que parmi les individus qui sont soumis à l'action d'un même foyer de malaria, ceux qui ont été indemnes jusque-là, comme les étrangers, contractent plus facilement la forme continue ou rémittente, ou la fièvre intermittente à accès rapprochés. Ceux au contraire qui ont eu déjà des manifestations ou qui sont soumis à l'action du foyer depuis longtemps, comme les indigènes, à plus forte raison ceux qui en sont à la période de cachexie, présentent plutôt la forme intermittente à types éloignés.

Il y a donc un rapport qui lie les diverses manifestation de la malaria, non-seulement à l'intensité du poison, mais aussi à la date de l'intoxication.

Ce second fait est tout aussi important à établir que le premier.

Deux circonstances concourent à sa production :

D'un côté, c'est la réceptivité plus grande que possède un organisme indemne jusque-là ; c'est sa facilité à subir l'action du poison ;

De l'autre, c'est l'intégrité de ses forces qui lui permet de réagir violemment et tout d'un coup contre la cause morbide ;

Tandis que l'individu soumis depuis longtemps à l'action de la malaria s'y est pour ainsi dire habitué. De plus, affaibli par les atteintes antérieures, il ne réagit que mollement et en plusieurs temps successifs.

Ceci nous fait comprendre pourquoi les formes continue et rémittente sont des formes de début, qui disparaissent vite, et qui récidivent rarement, tandis que les fièvres intermittentes ont de la tendance à s'éterniser et récidivent très-facilement. Signalons ici l'erreur de ceux qui admettent qu'en général la forme continue et la forme rémittente débutent par des accès intermittents, dont elles ne sont que l'aboutissant. D'après eux, les accès, en se rapprochant, tendraient à se fondre et y arriveraient réellement. C'est plutôt le contraire qui serait la vérité : les formes continue et rémittente sont des formes initiales, qui sont suivies et non précédées d'accès intermittents.

En résumé, il est facile de s'expliquer l'action si variée de la malaria sur l'organisme humain, en tenant compte de l'*intensité de la cause morbide* et de l'*état du support :*

Un foyer puissant produit la fièvre continue ou rémittente, un foyer faible, la fièvre intermittente.

Un organisme vierge et robuste présente un mouvement fébrile continu ou bien des accès rapprochés, un organisme déjà intoxiqué et affaibli les formes atténuées à types éloignés.

Ainsi :

Elévation de la température, par le climat ou par la saison ; individu indemne et capable d'une réaction énergique : empoisonnement intense, fièvre continue ou rémittente, ou intermittente à accès rapprochés.

Abaissement de température dû au climat ou à la saison ; individu affaibli et à réaction molle : empoisonnement léger, fièvres intermittentes à accès rares.

Nous préférons cette manière d'envisager l'intermittence et le type à toutes les autres. Elle nous paraît conforme à l'ensemble des faits, sans que nous prétendions qu'elle puisse les expliquer tous en particulier. Elle est, en tout cas, plus rationnelle que certaines théories, qui d'un phénomène incompris ont donné des explications incompréhensibles.

Quand on s'expose à l'action de la malaria, il est excessivement rare qu'on ressente ou, pour mieux dire, qu'on accuse tout de suite l'influence du poison. Il y a, dans la très-grande majorité des cas, une période de latence, où le poison couve, pour ainsi dire, dans l'organisme en apparence sain. Mais un moment arrive où le poison manifeste sa présence ; c'est d'ordinaire sous l'influence d'une circonstance débilitante quelconque : la chaleur, le froid, l'humidité, une fatigue, une digestion difficile. Ce qui est plus remarquable encore, c'est que parfois la malaria ne manifeste ses effets qu'après que l'individu a quitté le foyer d'infection, depuis un temps qui peut être considérable. Cette période de latence ou d'incubation est donc très-variable ; sa durée est comprise entre quelques heures et des jours ou même des mois.

Nos deux grands facteurs : l'*état de la cause* et l'*état du support*, interviennent encore pour limiter cette période de latence ; une dose donnée agira sur un organisme et n'agira pas sur un autre ; sur le même organisme, une même dose agira dans certaines circonstances et sera sans effet dans les autres.

La malaria se manifeste d'ordinaire sous forme *endémique*, dans les contrées qui présentent l'ensemble des conditions favorables à son développement. La forme *épidémique* n'est pas rare : on l'observe dans les contrées à endémie. alors qu'il se produit un nombre insolite de cas, ou bien dans des localités ordinairement saines, quand la malaria y fait son apparition. Il y a eu aggravation dans le premier cas, production dans le second des conditions génératrices. Les cas *sporadiques*, rares d'ailleurs, s'expliquent par la création accidentelle d'un foyer limité.

Il y a deux doctrines sur la genèse de la malaria : celle de l'étiologie météorologique, et celle de l'étiologie miasmatique.

La première n'a que quelques rares partisans. Déjà, en 1854, M. Armand avait opposé à la doctrine de l'infection palustre celle des influences thermo-électro-hygrométriques. Après lui, M. Burdel a professé que, sous l'influence des rayons solaires, il se produit dans le sol une action électro-chimique spéciale. Il en émane un fluide particulier, qui perturbe l'électricité atmosphérique, et cette perturbation qui est limitée aux couches inférieures de l'atmosphère, produit sur les êtres vivants, par une sorte de sidération, les troubles spéciaux de la malaria.

Pour la plupart des auteurs, la malaria est un agent matériel ou pondérable, un miasme. M. Jacquot a défendu, avec un rare talent, et on peut dire définitivement établi l'origine miasmatique. Mais il existe des divergences d'opinion très-nombreuses sur la nature intime de la malaria et les conditions particulières de son développement. Pour quelques-uns, le miasme provient uniquement des marais placés à la surface de la terre ou de marais souterrains, de nappes d'eau peu distantes de la surface du sol. Pour d'autres, le miasme provient aussi du sol (*miasme tellurique*, de M. L. Colin), ce qui explique la production de la malaria dans des localités où il n'y a ni marais apparents, ni nappes d'eau souterraines. Pour M. L. Colin, plus un sol est riche en humus, plus il se rapproche du marais et moins il a besoin de chaleur pour féconder son action toxique, ce qui donnerait en partie la clef des variations observées, suivant les saisons et suivant les climats.

Quoi qu'il en soit, ce miasme peut se développer dans tous les points du sol. L'altitude n'empêche en rien sa production ; mais on est à l'abri de ses atteintes si on s'élève à 500 ou 600 mètres au-dessus du foyer où il se produit. Il se répand dans l'atmosphère plus en superficie qu'en hauteur; les vents peuvent, d'ailleurs, le transporter à des distances variables. Il est remarquable qu'on l'arrête par un obstacle en apparence insignifiant : un rideau d'arbres, une rangée de maisons, un accident de terrain.

On attribue généralement le miasme à la mort des végétaux, à un travail de putréfaction s'opérant dans des conditions voulues de chaleur et d'humidité. Ce travail de putréfaction dégagerait un gaz ou des gaz dont on n'a pas encore déterminé d'une façon certaine la nature chimique, et qui seraient absorbés par les poumons, et peut-être aussi par la peau et le tube digestif.

Pour quelques auteurs, le miasme est produit par la vie de quelques végétaux spéciaux (*anthoxanthum odoratum*, fleuve des marais; *rhizophora mangle*, palétuvier).

Cette question de genèse devait forcément se ressentir de cette tendance, bien plus marquée en Allemagne et en Angleterre que dans notre pays, qui porte aujourd'hui les esprits à chercher aux maladies une étiologie animée et spécifique. Déjà Lemaire, en France, en 1864, avait attribué l'intoxication de malaria à l'absorption de débris d'organismes inférieurs, végétaux et animaux. Pour Binz, cette intoxication est produite par l'entrée en masse dans le sang d'animalcules vibrioniens; au contraire, Salisbury, qui est actuellement le défenseur le plus convaincu et le plus en vue de cette pathologie vivante, admet que ce sont des algues, espèce *Palmella*. genre *Protuberans*, qui produisent la maladie. Il a trouvé les *palmelles* dans l'urine et les crachats des fébricitants, mais il ne les a pas encore observées dans le sang. Pour Salisbury, ces algues (spores et cellules) sont répandues dans l'atmosphère; elles pénètrent dans l'organisme par le poumon, la peau et le tube digestif; elles s'appliquent sur les cellules épithéliales, les traversent, arrivent dans le sang, et par son intermédiaire dans la trame de tous les tissus. Elles altèrent les cellules épithéliales et en rendent les produits toxiques, de sorte que tous les organes qui ont un épithélium (foie, rate, mésentère) sont attaqués directement; ceux qui n'en ont pas (cerveau, moelle, grand sympathique) sont altérés par les produits empoisonnés de ces épithéliums. L'intermittence et les divers types s'expliqueraient par des générations intermittentes et périodiques de ces êtres vivants, après leur introduction dans le sang.

Si rien jusqu'ici n'infirme, à proprement parler, ces idées nouvelles, rien non plus n'en établit la justesse, et il est bon de rester pour le moment, pour tout ce qui concerne la genèse de la malaria, dans une prudente réserve.

Le diagnostic de l'intoxication de malaria est en général facile. Les conditions d'origine de la maladie, sa marche, l'intermittence et la périodicité quand elles existent, les trois stades de l'accès, la complication par accidents pernicieux, la cachexie, l'hypertrophie de la rate, la douleur que cet organe manifeste à la pression, douleur qui se retrouve à tous les degrés et à toutes les périodes de l'intoxication, ne permettront pas la confusion, dans la majorité des cas, avec n'importe quelle autre affection. Le diagnostic de la forme continue et de la fièvre typhoïde est plus délicat, nous l'avons indiqué plus haut. Quant à celui des fièvres intermittentes avec la fièvre hectique, la fièvre uréthrale ou les fièvres intermittentes illégitimes, liées à une phlegmasie, il arrêtera encore moins souvent un observateur attentif. Pourtant, il est des cas où le diagnostic est réellement difficile, pour ne pas dire impossible. Cela est vrai surtout des fièvres larvées et des troubles si variés qui sont liés à l'intoxication chronique. Dans ces cas, l'essai thérapeutique, s'il réussit, n'établira pas toujours la certitude, et ne donnera souvent qu'une probabilité de plus.

Le pronostic a une bénignité qui n'est qu'apparente. S'il meurt très-peu de malades dans les manifestations aiguës ordinaires, leur complication possible et malheureusement trop fréquente par accidents pernicieux, la cachexie à laquelle elles mènent si souvent et qui mène à son tour à la mort par les lésions qu'elle produit dans un certain nombre d'organes importants (foie, rate, rein, intestin), assombrissent le tableau. Les formes les plus simples pourront être elles-mêmes mortelles. C'est ce qui arrive chez les vieillards, qui guérissent de leur fièvre et meurent d'inanition par langueur des fonctions digestives. Ces formes simples sont également dangereuses pour les femmes enceintes, pour qui elles sont une cause fréquente d'avortement. Enfin, les contrées où règne la malaria sont généralement incultes, parce que le travail de la terre y est difficile et dangereux. Ce manque de culture favorise, à son tour, la production de la malaria. Il y a là un cercle vicieux véritablement funeste, où le malheureux indigène est enfermé; il y traîne une existence apathique et misérable, jusqu'à ce que la mort vienne l'en tirer. Il faut avoir vu ces malheureux pour avoir une idée de leur déchéance physique et de leur décrépitude anticipée.

On a prétendu que du moins la malaria préserve de la tuberculose et de la fièvre typhoïde. Cet antagonisme n'est pas établi par les faits. Nous verrons que la fièvre typhoïde peut accompagner l'intoxication de malaria, si même elle n'est, dans quelques cas, produite par elle.

Quelques auteurs ont signalé les rapports qui unissent la malaria à la dysentérie, au choléra, à la fièvre jaune. Les manifestations de la malaria ont souvent alterné avec ces maladies ; elles les ont précédées ou suivies. On ne peut nier ces faits; mais ils prouvent simplement que toutes ces maladies sont produites par des poisons qui ont, comme la malaria, une origine tellurique. La reproduction du poison qui leur est propre par l'organisme malade, sa contagiosité empêcheront toujours de les identifier à l'intoxication de malaria.

Telle est l'histoire, esquissée à grands traits, des principaux effets cliniques de la malaria. Nous croyons qu'il est impossible, dans l'état actuel de la science, de remplir le désidératum que M. Littré formulait ainsi en 1837 : « Un tableau complet, exact, des degrés successifs de cette redoutable maladie manque à la science; et quand il sera tracé, il donnera la vue d'un vaste ensemble; il signalera la manifestation d'un de ces grands phénomènes qui rattachent étroitement certaines parties de la Pathologie aux conditions telluriques, et montrera le développement d'un de ces rapports dont l'antiquité nous a transmis l'idée féconde. »

CHAPITRE II.

DE LA PERNICIOSITÉ.

Perniciosité et malignité. — Accidents pernicieux. Rapports de la perniciosité avec le climat, la saison, les formes diverses de l'intoxication.

Rôle de l'individu : 1° dans la production ; 2° dans la forme de la perniciosité.

Diagnostic : 1° élements généraux du diagnostic : 2° perniciosité par le symptôme ; 3° perniciosité par le type fébrile. Prodromes. Pronostic.

Les diverses manifestations de la malaria, qui offrent d'ordinaire une bénignité, sinon absolue, du moins relative, se compliquent parfois de perniciosité, et acquièrent alors une gravité spéciale.

La perniciosité est un fait complexe qui se produit au sein de l'organisme, sous l'influence de la malaria et des prédispositions individuelles.

Son trait saillant, c'est le danger dont elle s'accompagne.

Or, ce danger existe dans une foule de maladies, dans toutes celles qui offrent cet autre élément spécial, qu'on appelle la *malignité*. Mais la perniciosité n'est pas la malignité, et il y aurait grand inconvénient à les confondre.

Tandis que la perniciosité a une invasion brusque, offre une coordination insolite de symptômes dangereux qui atteignent rapidement leur summum d'intensité, et cède à un traitement particulier, toujours le même ; la malignité a un début tranquille ; elle présente un ensemble de symptômes, presque toujours les mêmes, qui n'arrrivent à l'acné que par une marche lente et une évolution progressive : contre elle tout traitement reste impuissant.

L'explication de ces différences est facile à comprendre : c'est que la perniciosité est produite par l'action spéciale d'un poison, la malaria, dont on connaît l'antidote ; au contraire, la malignité est due à un ensemble de causes souvent très-disparates.

Les deux premiers éléments, la brusquerie d'invasion et le danger immédiat, peuvent manquer et cependant la perniciosité n'en existe pas moins : c'est ce qui arrive dans ce que Torti appelle la fièvre *solitaire* ou *subcontinue*. Alors la perniciosité se rapproche de la malignité ; elle en revêt les apparences, elle en a la marche insidieuse, et pourtant on peut encore la reconnaître, et le traitement vient encore arracher le malade à une mort, qui pour être un peu reculée n'en est pas moins certaine. Cette merveilleuse action du quinquina est le trait distinctif, qui ne permettra jamais de confondre la perniciosité avec la malignité.

Pour avoir une idée nette de la perniciosité, il faut savoir ce qui la constitue essentiellement, les conditions de son développement, ses causes et les circonstances accessoires qui lui font prendre telle ou telle forme. Ce sont là des points délicats, qu'il est aussi difficile qu'important d'établir.

La perniciosité consiste essentiellement dans la gravité spéciale que prend parfois l'intoxication de malaria, gravité telle qu'il en résulte un danger de mort immédiat ou prochain.

Elle se développe dans trois conditions différentes, ou si l'on veut, les manifestations de la malaria deviennent pernicieuses de trois manières :

1° Parce qu'elles *s'accompagnent* d'un ou de plusieurs accidents très-graves;

2° Parce qu'elles sont *remplacées* par un ou plusieurs de ces mêmes accidents;

3° Parce qu'elles tuent par elles-mêmes.

Dans le premier cas, le danger provient de la fièvre, qui manque rarement, et surtout de l'accident ou des accidents qui l'escortent; dans le second, la fièvre, ou le symptôme ordinaire qui la masque, ayant disparu, ce sont ces accidents seuls qui créent tout le danger; dans le troisième, le danger résulte de l'intensité de la fièvre et de l'acuité insolite prise par la maladie.

Quels sont ces accidents si graves qui créent la perniciosité de la première et de la deuxième catégorie? Dans quels appareils, dans quels organes se produisent-ils?

Pour quelques auteurs, la réponse est bien simple : tout phénomène se produisant dans n'importe quel appareil ou quel organe, dans le cours d'une intoxication de malaria, est un accident pernicieux, pourvu qu'il offre une gravité suffisante.

Rien n'infirme cette manière de voir; mais on a été parfois trop loin dans cette voie, et il est arrivé, qu'on a exagéré le nombre des accidents pernicieux, parce qu'on a regardé comme tels tous les phénomènes plus ou moins graves et plus ou moins périodiques offerts par les individus intoxiqués.

Il faudrait ne tenir pour pernicieux que les troubles

graves, qui éclatent dans une intoxication de malaria bien constatée, et qu'on ne peut expliquer par une autre cause; il faudrait avant de se prononcer une observation sévère et judicieuse de toutes les circonstances où se produit le phénomène. Malheureusement on n'a pas toujours procédé avec cette rigueur. Il est impossible parfois d'éviter l'erreur. L'observateur même le plus prévenu ne pourra s'empêcher de regarder comme pernicieux un symptôme grave, présenté par un individu en puissance de malaria, si ce symptôme disparaît par la quinine; et pourtant ce n'est là qu'une probabilité : l'accident pourrait avoir disparu de lui-même. Le critérium tiré de l'impuissance du traitement est encore moins certain; car on pourra toujours penser qu'il a été appliqué mal ou trop tard. Si l'on réfléchit, d'autre part, que sous l'influence d'une foule de circonstances particulières, entre autres les prédispositions individuelles, la perniciosité, ainsi que nous allons le voir, peut revêtir les formes les plus diverses, on n'aura pas de peine à se convaincre de la difficulté et de l'impossibilité peut-être de dresser jamais une liste exacte des accidents pernicieux. On sera même forcé d'admettre que le nombre déjà si considérable de ceux que reconnaissent certains auteurs ne les comprend pas tous, et qu'il peut s'augmenter des accidents de nature réellement pernicieuse que l'observation peut révéler d'un jour à l'autre.

L'accident pernicieux est d'ordinaire accompagné d'un mouvement fébrile, mais il peut être apyrétique. Il semblerait même que dans la plupart des cas de perniciosité, l'action funeste de la malaria est en raison inverse de la fièvre qu'elle détermine.

Quand la fièvre accompagne la perniciosité, y a-t-il un type qui la domine? Il faut distinguer. — Quand l'accident pernicieux se produit dans la forme continue de l'intoxication, évidemment le type de la fièvre n'est pas changé : il reste continu. Dans la forme rémittente on voit souvent la continuité s'établir à partir du moment où éclate l'accident pernicieux. Dans les fièvres intermittentes, il ne faut pas croire que les accès pernicieux soient toujours séparés les uns des autres par des intervalles apyrétiques. Cela est possible, à la vérité; mais le plus souvent, il y a subintrance : un accès commence avant que le précédent soit fini; ou bien, l'accident pernicieux une fois produit ne cesse pas et ne présente pas non plus de phases de rémission. La fièvre devient alors continue.

En un mot, quand l'accident s'accompagne de fièvre, le type de cette fièvre est presque toujours continu. Il en est de même dans les fièvres larvées et l'intoxication chronique : l'accident éclate et persiste; la fièvre l'accompagne et dure autant que lui.

C'est dans les fièvres larvées et la cachexie qu'on observe principalement les accidents apyrétiques. Nous disons principalement, car il est des cas de fièvre intermittente devenue pernicieuse, où le mouvement fébrile cesse, comme dans l'algide, la cholérique et parfois la comateuse. Il est vrai de dire que dans la plupart de ces cas où la fièvre cesse, on s'en est tenu à l'exploration des parties superficielles, et on n'a pas pris la température des parties profondes. Ce point doit donc être réservé. Exprimons ici une fois pour toutes le regret que les médecins militaires, qui ont tant fait pour la connaissance des fièvres pernicieuses n'aient pas plus souvent employé le thermomètre.

Dans le fait de la perniciosité il faut considérer ce qui a trait à sa production, à sa fréquence et à la forme qu'elle peut revêtir. Nous allons à cet égard étudier l'influence du climat, de la saison, de la forme de l'empoisonnement et surtout de l'individu.

Les accidents pernicieux atteignent leur plus grande fréquence dans les pays chauds. Ainsi, à Rome et en Algérie, il y a 1 fièvre pernicieuse pour 20 fièvres simples. En Cochinchine, en 1862, le corps expéditionnaire en a présenté 1 sur 4. Lind cite des localités dans l'Inde, où il y a eu plus de fièvres pernicieuses que de fièvres normales.

Dans un même climat, les accidents pernicieux sont plus nombreux dans les saisons chaudes que dans le reste de l'année. Dans nos climats tempérés cette fréquence plus grande correspond à l'époque æstivo-automnale. Nous ne pouvons donner de chiffres qui représentent cette fréquence. On ne possède que des statistiques locales et on n'en possède pas assez pour en établir une générale, même approximative.

L'élévation de température aussi bien dans le climat que dans la saison influe donc sur la production de la perniciosité.

La perniciosité affecte-t-elle un rapport spécial avec la forme de l'intoxication ?

Autrefois, du temps de Mercatus, de Morton, de Torti, on enseignait que la perniciosité ne se développe que dans la fièvre intermittente tierce.

Ces grands médecins l'ont certainement observée aussi dans la fièvre quotidienne ; mais esclaves de la tradition, ils y voyaient alors une double-tierce. C'est dans ce même esprit de respect pour la doctrine d'alors, qui n'admettait que la fièvre intermittente, que Torti s'ingénie à y faire rentrer la forme rémittente et la forme continue, qu'il a certainement eu occasion d'observer, comme on pourrait le prouver par des passages de son livre.

Il est vrai que dans les pays où ces illustres praticiens ont observé, les types tierce ou quotidien sont de beaucoup les plus communs, et par suite ceux où les accidents pernicieux sont le plus fréquents. Mais il n'est pas vrai de dire que le tierce en présente plus que le quotidien; le rapport est à peu près le même.

Dans les pays à température plus élevée, en Algérie, Maillot a prouvé que les formes continue et rémittente produisent le plus d'accidents pernicieux; la fièvre quotidienne et la fièvre tierce ne viennent qu'en seconde ligne.

Plus au sud, aux Indes, la perniciosité accompagne presque exclusivement les formes continue et rémittente.

Dans tous les pays on a signalé la rareté de la perniciosité dans le type quarte. Cette rareté s'observe également dans les fièvres irrégulières, excepté dans celles dont les accès se rapprochent les uns des autres. La perniciosité est rare aussi dans les fièvres larvées et dans l'intoxication chronique. Il est nécessaire de faire ici une distinction. On ne doit pas regarder comme pernicieux ces accidents soudainement mortels que l'intoxication chronique présente parfois. On a noté des hémorrhagies intestinales liées à l'état du foie, des paralysies produites par la rupture des capillaires cérébraux altérés, des épanchements séreux foudroyants. Tous ces accidents sont plutôt dus au déchet de la nutrition qu'à l'action de la malaria; de sorte que lorsqu'on parle d'accidents pernicieux chez un cachectique, il faut les rapporter à une manifestation aiguë de la malaria sur un individu atteint déjà d'intoxication chronique.

En résumé, la perniciosité ne se produit que dans l'intoxication aiguë et surtout dans les formes continue et rémittente et dans les types quotidien et tierce de la forme intermittente.

Les rapports de la perniciosité avec l'individu sont bien autrement importants que ceux que nous venons de voir.

L'individu joue un rôle de premier ordre : 1° pour la production de la perniciosité ; 2° pour la forme qu'elle va prendre.

Quand on considère les effets de la malaria, il faut envisager la cause et le support de cette cause. — La cause est représentée par une même puissance morbide qui peut varier d'intensité mais qui sur tous les sujets atteint continuellement les mêmes éléments de l'organisme. On ne peut négliger cette intensité variable de la cause ; c'est elle qui fait que dans le même climat, dans la même saison, tel foyer est plus funeste que tel autre. Mais il faut surtout compter avec l'individu qui oppose à la malaria une résistance variable. Ce sont justement ces variations de la puissance morbide d'un côté, de la résistance vitale, de l'autre, qui fait que la perniciosité est un fait si complexe; d'autant plus que dans l'individu il ne faut pas seulement considérer sa résistance, mais aussi ses prédispositions, son état actuel, les restes de ses maladies passées. Toutes ces conditions peuvent de cent manières différentes faire varier le tableau symptomatique et engendrer les diverses formes morbides. Pucinotti désigne sous le nom d'*homopathie* l'ensemble des conditions propres à chaque individu, sa manière d'être particulière qui fait que soumis à l'action de la malaria, il réagit de telle ou telle manière pour produire une forme morbide quelconque.

Toutes les causes d'affaiblissement général diminuent la résistance vitale et favorisent la production de la perniciosité. Les privations et les excès, les émotions morales, les chagrins, les purgations intempestives, les émissions sanguines accidentelles ou autres, les opérations chirurgicales, la grossesse et plus encore l'état puerpéral sont les principales circonstances qui font éclater les accidents pernicieux. Il faut y ajouter l'élévation de la température : elle agit en augmentaut l'intensité de la cause morbide et en diminuant la résistance de l'organisme.

Il faut tenir compte aussi pour la production.de la perniciosité de la date de l'intoxication : les étrangers qui arrivent dans un foyer de malaria sont plus exposés aux accidents pernicieux que les indigènes. Parmi ces derniers, ceux qui sont atteints depuis peu présentent assez souvent les accidents en question; ceux qui sont intoxiqués depuis longtemps, jouissent d'une immunité relative.

La forme, plus encore que la production de la perniciosité est le fait de l'individu. Il réagit en vertu de ses prédispositions, de son état actuel général, de l'état particulier d'un appareil ou d'un organe, de ses maladies passées, de son tempérament, de ses diathèses.

En parcourant diverses observations, nous trouvons les faits les plus intéressants. Ici c'est une éclampsie pernicieuse sur un nourrisson dont la tendance aux convulsions est connue (influence des prédispositions). Là c'est une métrorrhagie pernicieuse,sur une jeune femme ayant ses règles; une fièvre pernicieuse hémoptoique. sur un individu ayant fatigué outre mesure son appareil respiratoire, une pernicieuse amaurotique sur une dame, après une lecture prolongée (influence de l'état actuel de tout l'organisme, d'un appareil ou d'un organe). Autre part, ce sont des accidents cérébraux mortels sur un convalescent de fièvre typhoide, ou des accidents asthmatiques sur un individu dont l'asthme avait disparu depuis longtemps (influence des maladies passées). Nous relevons des accidents ictériques et dysentériques chez une personne phéthorique et hémorrhoïdaire (influence du tempérament) et enfin des accidents pernicieux endocardiques chez un rhumatisant (influence des diathèses).

Il va sans dire que les circonstances extérieures peuvent exercer leur part d'action. Il en est de même des habitudes de l'individu. Toutes ces influences diverses, peuvent s'unir pour produire une même forme morbide. C'est ainsi qu'on a signalé surtout des accidents pernicieux cérébaux à la suite d'excès alcooliques et sur des individus qui travaillent sous la chaleur du soleil, la tête à peine défendue.

Enfin on a observé que les accidents pernicieux ont parfois, dans une même localité, de la tendance à revêtir la même forme; il y a alors une même action, inconnue dans sa cause et son essence, qui s'exerce sur la masse des individus, les modifie dans le même sens et les fait réagir de même (influence de la constitution médicale).

Nous pouvons résumer en quelques mots, tous les faits qui se rapportent à la production et à la forme de la perniciosité :

La production de la perniciosité est due à la fois, à l'intensité de la cause morbide et à la diminution de la résistance vitale. L'intensité de la cause est en rapport avec l'élévation de la température et la date récente de l'intoxication. La diminution de la résistance vitale est amenée par toutes les causes débilitantes.

La forme de la perniciosité est due uniquement à la capacité individuelle; de sorte que si la faiblesse générale de l'organisme facilite l'action de la malaria, la faiblesse particulière d'un appareil ou d'un organe fait prédominer cette action sur cet organe ou cet appareil.

De toutes les questions qui se rattachent à l'étude de la perniciosité, la plus importante est celle de son diagnostic. Ce diagnostic repose sur la considération d'un certain nombre d'éléments qui sont fournis par des circonstances accessoires (antécédents, localité, saison), par l'examen du malade (rate, sang, urines, pouls) et par l'accident lui-même (intermittence, fièvre, heure du début, marche).

a. *Antécédents.* — Dans la très-grande majorité des cas, l'accident pernicieux, du moins dans nos climats tempérés, a été précédé des manifestations ordinaires de de la malaria. Il est excessivement rare, si ce n'est dans les pays chauds, que la première manifestation soit pernicieuse.

b. *Lieu.* — Le malade habite ou vient d'habiter une localité où la malaria est endémique ou épidémique, et où les accidents pernicieux sont fréquents. Il arrive quelquefois dans les pays à l'abri de la malaria que le médecin mis en présence d'un cas de perniciosité importé, méconnaisse ou n'arrive qu'en dernier lieu et trop tard à reconnaître la maladie, parce qu'il a oublié de s'enquérir d'où vient son malade.

c. *Saison.* — Il est des pays où la malaria est dangereuse dans certains mois et non pas dans d'autres. Ce élément ne fournit que des notions relatives et variables suivant les localités.

d. *Rate.* — L'examen de la rate ne doit jamais être négligé. Elle est hypertrophiée ou douloureuse à la pression. L'hypertrophie n'est pas constante; on ne l'observe que dans les périodes déjà avancées de l'intoxication. La douleur splénique ne paraît pas tenir à l'hypertrophie, puisqu'on l'observe dans des cas où la rate a conservé ses dimensions normales. C'est un bon signe quoiqu'il ne soit pas constant et qu'on l'observe dans d'autres états morbides, fort rares, il est vrai (infection purulente, embolie de la rate, splénite inflammatoire, traumatique ou autre).

e. *Sang.* — L'examen du sang est bien moins important que celui de la rate. La découverte de la mélanhémie réalise sans doute un progrès pour l'explication des accidents pernicieux; mais elle sert fort peu au diagnostic. Sans compter la difficulté pratique de l'examen du sang au microscope, la mélanhémie n'accompagne pas toujours la malaria et peut exister dans d'autres maladies.

Il est trois signes caractéristiques, dit-on; d'un accès pernicieux : 1° l'état du pouls; 2° l'état des urines; 3° l'intermittence des symptômes.

f. *Pouls.* — Torti voyait dans l'état du pouls le meilleur des signes de la perniciosité. Pour lui le pouls est d'autant plus faible et dépressible que l'accès est plus intense. Quand les symptômes, malgré leur gravité apparente, ne sont pas de nature pernicieuse, le pouls résiste, ou s'il se laisse déprimer il se relève aussitôt. Sa disparition est le dernier degré de la perniciosité ; l'issue est funeste et proche, si l'on n'intervient pas. Ce n'est que dans la forme comateuse que le pouls est vibrant, fort et plutôt rare que fréquent. Ces assertions de Torti, dont on ne méconnaîtra pas la valeur pratique, ne sont pas absolument vraies. On trouve dans les auteurs des observations d'accidents comateux où le pouls est faible et dépressible, et d'accidents autres que le coma où le pouls est dur et vibrant.

g. *Urines.* — Les urines seraient toujours chargées d'un dépôt rouge briqueté, apparaissant pendant l'accès ou immédiatement après.

Mais il n'y a pas toujours de miction pendant l'accès, et on ne peut l'attendre pour établir le diagnostic. On pourrait, à la rigueur, aller à la recherche de l'urine avec la sonde, à moins qu'elle ne soit complètement supprimée, comme cela peut arriver. Malheureusement le dépôt rouge briqueté s'observe dans un grand nombre de maladies, et c'est là surtout ce qui diminue l'importance de ce signe.

h. *Intermittence.* — L'intermittence périodique des phénomènes a bien plus de valeur. Il est certain que lorsque les symptômes formidables qui accompagnent l'accès cessent tout à coup, pour reparaître après un certain temps, il n'y a pas à s'y tromper. Seulement, l'intermittence qui n'est pas constante dans les manifestations simples de la malaria, l'est encore moins dans les accidents pernicieux. Même quand elle existe, il serait imprudent de l'attendre, puisque le premier accès peut emporter le malade.

i. *Fièvre.*—Nous savons que les accidents pernicieux

sont, en général, fébriles, et que le type de cette fièvre est continu, mais il faut toujours se rappeler que la perniciosité peut s'accompagner d'apyrexie.

j. *Heure de début.*—Plus encore que les manifestations ordinaires de la malaria, les accidents pernicieux ne débutent pas spécialement le matin ; ils peuvent éclater la nuit ou le jour, le matin ou le soir.

k. *Marche de la maladie.*—L'accident pernicieux débute d'ordinaire brusquement; il atteint en peu de temps sa période d'augment; il s'accompagne de phénomènes qui offrent une étrangeté et un mode de coordination insolites; le calme qui suit quelquefois ces phénomènes est sans rapport avec leur apparence formidable.

Tels sont les éléments généraux du diagnostic de la perniciosité : il n'est pas un seul signe, comme on voit, qui soit caractéristique ; mais si on considère l'ensemble des phénomènes, on pourra le plus souvent porter un jugement certain.

Par le fait, il y a deux espèces de perniciosité : par le symptôme et par le type fébrile. Torti les avait parfaitement distinguées ; mais il admettait que le symptôme accompagne toujours la fièvre, qu'il appelait pour cela *comitée.* Or, il est démontré aujourd'hui que le symptôme pernicieux peut exister sans fièvre.

Ainsi, dans une forme quelconque de l'intoxication aiguë, qu'il y ait fièvre ou non, il peut survenir un ou plusieurs phénomènes insolites; la perniciosité par le symptôme est constituée : comment la reconnaître ?

Il faut établir deux catégories parmi ces symptômes. Les uns sont presque exclusifs à la malaria, comme la cardialgie, l'algidité ; lorqu'ils se montrent, l'esprit est tout de suite éveillé ; on pense à la perniciosité et on arrive facilement au diagnostic. Les autres, comme le coma, le délire sont communs à beaucoup de maladie. Il faudra, dans ce cas, une fois qu'on soupçonne la perniciosité, recourir aux éléments généraux du diagnostic. Si ces symptômes compliquent les formes continue ou rémittente, on remarquera les brusques changements qui surviennent souvent ; s'ils compliquent la forme intermittente, on sera frappé surtout du retour subit à la santé. Il ne faudrait pas, dans une fièvre intermittente qui deviendrait pernicieuse au premier accès, s'en laisser imposer par l'absence de frisson au début, et ensuite par l'absence de sueur.

Il arrive parfois que le symptôme pernicieux s'établit d'emblée et tue presque aussitôt le malade ; alors, pas de diagnostic possible. Mais ordinairement il n'a pas tout d'abord une grande intensité et n'entraîne pas avec lui un cortége de phénomènes secondaires. Il est léger, tolérable, réduit pour ainsi dire à sa plus simple expression ; les signes secondaires sont à peine marqués. Cet état qui paraît si peu inquiétant doit donner l'éveil ; sinon il y a bientôt une explosion terrible et le danger se révèle avec une effrayante netteté. Il faut donc faire attention aux moindres détails, s'émouvoir de tout ce qui ne se rapporte pas au tableau ordinaire de la maladie. On peut se tromper de deux manières, soit en laissant passer, sans y attacher d'importance, un signe qui annonce la perniciosité, soit en s'effrayant mal à propos d'un phénomène insignifiant et produit par toute autre cause que la malaria.

La perniciosité par le type fébrile est encore plus difficile à reconnaître. Elle s'observe dans les formes continue et rémittente, qu'elles soient primitives ou qu'elles résultent de la transformation des fièvres intermittentes. Il n'y a pas ici un symptôme prédominant et à marche rapide ; il y a plusieurs phénomènes graves simultanés ou successifs sans qu'il y en ait un plus marqué que les autres : ce sont tous ceux des fièvres malignes ou même les symptômes qui produisent la première espèce de perniciosité ; mais il n'en est aucun qui domine les autres. L'issue est ici retardée, mais elle n'en est pas moins funeste.

En réalité, la perniciosité du type n'est autre chose qu'un degré de gravité des formes continue et rémittente qui fait succomber le malade si l'on n'intervient par un traitement prompt et énergique.

Pour en finir avec la question du diagnostic, nous signalerons deux causes d'erreur : Il peut se faire qu'une maladie aiguë coïncide avec une manifestation simple de la malaria : dans ce cas, un examen superficiel pourrait faire rattacher tous les symptômes à la malaria et faire croire à la perniciosité. L'alcoolisme aigu et l'insolation dans les pays chauds peuvent faire naître des difficultés sérieuses. Il peut se faire aussi que la malaria provoque l'explosion de symptômes appartenant à une maladie ancienne, comme l'épilepsie, l'hystérie, l'asthme, l'alcoolisme chronique. Il se produit alors des phénomènes qui peuvent simuler la perniciosité, et on comprend l'utilité de remonter aux antécédents pour faire la part des deux états morbides.

Torti a décrit les signes précurseurs des accidents pernicieux. Nous les lui empruntons sans y attacher autant d'importance que lui : on ne croit plus aujourd'hui qu'il est des manifestations de la malaria qu'il faut respecter au commencement. Dès que le diagnostic est supposé exact, on institue un traitement énergique, même pour les manifestations les plus simples. Nous ne sommes pas convaincu, d'ailleurs, de la valeur absolue de ces signes qui n'existent que dans les formes fébriles et, en particulier, dans les fièvres intermittentes.

Torti conseille de se défier :

1° Lorsqu'une fièvre intermittente a des accès qui commencent avec peu de froid ou même sans froid, et plutôt avec une sensation de chaleur;

2° Lorsqu'une fièvre intermittente a des accès qui vont en augmentant d'intensité, de manière que le deuxième est plus fort que le premier, le troisième que le deuxième;

3° Lorsqu'on trouve dans les jours d'intermission une chaleur mordicante au toucher, avec une altération du pouls (lenteur, faiblesse, intermittence), de la soif ou une sécheresse de la langue;

4° Lorsqu'on observe, pendant ou après l'accès, quelque chose d'insolite qu'on ne puisse rapporter à un état hypochondriaque ou à toute autre cause manifeste. Mais il faudrait bien se garder de négliger ce quelque chose d'insolite, sous prétexte que le malade est hypochondriaque ou réputé tel. Torti signale comme phénomènes insolites : une forte douleur épigastrique, de la diarrhée ou des vomissements considérables, la tendance au sommeil, et. en général, tous les troubles nerveux (troubles du mouvement, de la sensibilité, de l'idéation et des facultés affectives). L'ivresse quinique produit des symptômes qui ressemblent à ces troubles : il ne faudrait pas s'y méprendre.

On voit que ces phénomènes sont comme l'ébauche

des principaux accidents pernicieux. Nous ajouterons à ces signes la coloration pâle-verdâtre (pallidus viridis) qu'offrent parfois les malades, subitement, pendant l'apyrexie (Pucinotti).

Le pronostic des accidents pernicieux est extrêmement grave. Abandonnés à eux-mêmes, il est très-rare qu'ils ne soient suivis de mort. Après la découverte du quinquina, on s'est plu à atténuer le danger de ces terribles affections. On a été jusqu'à croire que toujours, dans tous les cas, la médication est toute-puissante lorsqu'elle peut être instituée. C'est là une erreur grave : il arrive trop souvent que, malgré un traitement précoce et énergique, on ne puisse sauver le malade.

Les chiffres qu'on a donnés pour représenter la mortalité diffèrent considérablement : ils varient de 1 sur 2 malades à 1 sur 5. Ces différences trouvent leur explication dans les conditions individuelles des malades, le traitement employé, la rapidité et l'énergie de l'intervention thérapeutique.

Toutes les conditions qui augmentent l'intensité du miasme ou affaiblissent l'individu aggravent le pronostic. Les deux principales sont l'élévation de température, l'existence de la cachexie. Chez les intoxiqués de date récente on observe en général les formes relativement bénignes, chez les cachectiques les formes graves. C'est ce qui explique pourquoi les formes de l'arrière-saison sont les plus dangereuses : il existe déjà chez l'individu malade une intoxication plus ou moins ancienne ; heureusement ce sont les plus rares.

La perniciosité par le type fébrile est plus grave que la perniciosité par le symptôme. Dans celle-ci il y a des formes plus dangereuses que les autres : c'est, par progression descendante, l'algide, la cardialgique, la diaphorétique, la syncopale, la cholérique, la comateuse, la délirante.

Il faut tenir compte pour le pronostic de la rapidité et de l'énergie de l'intervention thérapeutique, de la facilité d'absorption du médicament, et du traitement employé : les purgations violentes et la saignée générale ont produit de très-mauvais résultats.

Les récidives des accidents pernicieux sont fréquentes : elles se produisent dans le tiers des cas, ordinairement sous la même forme. La première atteinte a lieu dans les huit ou dix premiers jours. Il peut s'en produire d'autres, surtout si le malade continue à s'exposer à l'action de la malaria.

Il paraît incontestable aujourd'hui que dans certains cas ayant présenté d'abord tous les caractères de la perniciosité, on a observé ensuite les symptômes et même les lésions caractéristiques de la fièvre typhoïde. Y a-t-il eu coexistence des deux maladies, par l'action simultanée de deux influences morbides, la malaria et l'élément typhique ; ou bien y a-t-il eu, par l'action de la malaria seule, production des deux maladies ou transformation de l'une dans l'autre ; ou enfin est-ce l'organisme malade qui par un travail intérieur a créé spontanément la fièvre typhoïde? Cette maladie spécifique par sa marche, ses lésions anatomiques, sa contagiosité, ne serait-elle donc pas également spécifique dans son étiologie?

CHAPITRE III

PATHOGENIE.

Lesions anatomo-pathologiques de l'empoisonnement aigu.

1° Sans localisation, lésions du sang, de la rate ;

2 Avec localisation, lesions *a*, dans la cavité encéphalo-rachidienne; *b*, dans la cavite abdominale; *c*. dans la cavité thoracique.

Lésions anatomo-pathologiques de l'empoisonnement chronique.

Nature de la maladie. Action de la malaria : 1° Dans la perniciosite par le type febrile; 2° Dans la perniciosite par le symptôme.

Rôle de la mélanhemie. Rôle des lésions de l'intoxication chronique. Action de la quinine

Il règne une confusion assez grande dans les descriptions, que les auteurs ont données, des lésions dont s'accompagnent les accidents pernicieux. Cette confusion tient en partie au nombre considérable de ces lésions; mais elle provient surtout de ce qu'on n'a pas assez nettement distingué les lésions de la cachexie et celles de l'empoisonnement aigu. Lorsque l'accident pernicieux survient dans l'empoisonnement aigu, il n'y a pas d'altérations organiques préexistantes; et, à l'autopsie, on ne trouve que celles qu'il produit lui-même. Lorsqu'au contraire il survient dans l'intoxication chronique, celle-ci a déjà produit des lésions spéciales auxquelles l'accident pernicieux vient ajouter les siennes. Ces lésions chroniques anciennes ont modifié profondément l'état des organes ; elles ont créé des conditions particulières qui augmentent la gravité des manifestations aiguës nouvelles, et rendent dangereuses même les plus simples d'entre elles. De plus elles peuvent, à elles seules, déterminer des troubles brusques et rapidement mortels, qu'on a regardés à tort, comme des accidents pernicieux : ces troubles sont l'effet des déviations de la nutrition, de la déchéance des organes et non pas de l'action actuelle et directe de la malaria.

De là, une première distinction entre les lésions de l'empoisonnement aigu et celles de l'empoisonnement chronique. Une seconde distinction est tout aussi nécessaire, entre les lésions de l'empoisonnement aigu sans localisation spéciale (pernicosité du type) et les lésions de l'empoisonnement aigu, avec prédominance ou localisation dans un appareil ou dans un organe (perniciosité du symptôme).

Nous ne décrirons pas en détail ces trois ordres de lésions ; mais nous nous contenterons de les énoncer brièvement, en mettant en relief les points principaux qui permettent de hasarder une théorie pathogénique de la perniciosité et de ses diverses formes.

Lésions de l'empoisonnement aigu sans localisation.

Une lésion de l'empoisonnement aigu, constante sans doute, mais complètement inconnue dans sa nature, est celle du sang. Le globule rouge est probablement atteint, et c'est l'action de ce globule malade sur le système nerveux, qui allume la fièvre Les altérations du sang connues jusqu'ici sont l'effet de cette fièvre. On a constaté :

1° La diminution rapide et considérable du nombre des globules rouges : la moitié disparaîtrait pendant l'accès, d'après des recherches récentes, faites au Val-de-Grâce.

2° La diminution de la quantité d'albumine et quelquefois une légère augmentation. De la destruction des globules et de la diminution de l'albumine, résulte une anémie, qui s'établit parfois avec une très-grande rapidité.

3° Une augmentation du nombre des globules blancs. Cette leucocythose n'est pas constante. On ne sait à quoi l'attribuer. Y a-t-il exagération de la fonction de la rate et des glandes lymphatiques? Se produit-il quelque chose d'analogue à ce qu'à vu M. Brouardel, au moment de la formation des abcès?

4° Dans un certain nombre de cas, une production considérable de pigment, qui paraît tenir plutôt à la combustion fébrile qu'à l'action de la rate.

La rate offre des lésions très-fréquentes, mais non constantes. On peut distinguer à ces lésions trois degrés. Il n'y a d'abord qu'une hyperémie ou congestion simple d'où résulte un gonflement de l'organe, qui se révèle à la percussion (1er degré). Ensuite la trame musculo-fibreuse et la membrane d'enveloppe se ramollissent, en même temps qu'elles augmentent de volume et d'épaisseur; dans quelques cas, le tissu devient si mou « qu'on peut y enfoncer les doigts aussi facilement que dans un fromage à la crème » Audouard (2e degré). Enfin, il peut y avoir des infarctus dans une boue splénique, des abcès, une gangrène partielle, et même la rupture de la membrane d'enveloppe avec épanchement dans le péritoine 3e degré). — Il y a en même temps, assez fréquemment, une coloration générale de l'organe, variant du rouge au violet; il se détache sur le fond de cette coloration des zones circulaires, se fonçant de plus en plus de la périphérie vers le centre. Ces zones sont constituées par des amas de pigment (fragments irréguliers ou granulations arrondies, isolées ou renfermées plusieurs dans une membrane de cellules).

Empoisonnement aigu avec localisation.

Il est rare que les lésions spléniques manquent; au contraire celles des autres viscères sont remarquables par leur inconstance. Dans certains cas pourtant, elles sont tellement marquées qu'elles dominent ou constituent même toute la maladie. Nous allons les envisager successivement dans les trois grandes cavités.

Cavité encéphalo-rachidienne. On a observé des lésions très-diverses :

Congestion, épaississement, adhérences, hémorrhagies des méninges.

Congestion de la substance corticale, ramollissement de divers points du cerveau, hémorrhagies limitées. Œdème du cerveau, hydropisie des ventricules.

Congestion de la moelle et de ses enveloppes. Points de ramollissement. Hématorachis.

Il est à remarquer que le plus grand nombre des autopsies ayant été faites dans les pays chauds, ces ramollissements du système nerveux, qu'on a toujours regardés comme produits par la maladie, ont dû être dans quelques cas consécutifs à la mort : la température élevée a sans doute contribué à les produire. Il faut ajouter qu'on ne s'est pas toujours attaché à préciser rigoureusement les parties malades de l'axe cérébro spinal, et que, presque jamais, on n'a recherché les lésions histologiques. C'est que les accidents pernicieux s'observent rarement dans les centres savants, où l'emploi du microscope est habituel.

Outre ces lésions si nombreuses, on en a, dans ces dernières années, signalé d'autres auxquelles on accorde en Allemagne une très-grande importance : ce sont des amas de pigment dans la substance corticale du cerveau. Le pigment est accumulé dans l'intérieur des capillaires, dans l'épaisseur de leurs parois, ou autour d'eux. On a décrit aussi des anévrysmes miliaires, presque complètement remplis par ces amas pigmentaires.

On ne connait pas les lésions des parties périphériques du système nerveux, dans les cas, assez rares d'ailleurs, où les accidents pernicieux se sont localisés dans les nerfs.

Cavité abdominale. Après la cavité encéphalo-rachidienne, c'est la cavité abdominale qui présente le plus souvent des lésions anatomiques en rapport avec les accidents pernicieux.

Nous connaissons déjà celles de la rate. Restent celles du foie, du tube digestif et du rein.

Foie. — On a noté une congestion aiguë; une diminution de consistance, ou même un léger ramollissement, analogue à celui du tissu splénique; des infarctus sanguins. L'altération la plus fréquente du foie, c'est l'accumulation de pigment qui lui donne une teinte chocolat. Le pigment est rarement déposé dans les cellules hépatiques; il est le plus souvent amassé dans l'intérieur ou à l'entour des vaisseaux sanguins et autour des origines des canalicules biliaires. On comprend l'importance de cette disposition : elle gêne la circulation en retour du système porte, et la progression de la bile vers ses réservoirs naturels.

Tube digestif. — Les lésions du tube digestif, qui ont coïncidé avec des accidents pernicieux abdominaux, se rapprochent beaucoup de celles du choléra; c'est, suivant l'époque où la mort est arrivée, une hyperémie considérable de la muqueuse de l'intestin grêle, ou une décoloration très-marquée, le tout avec ecchymoses et extravasations sanguines. On a observé en même temps la tuméfaction des glandes solitaires et des glandes agminées de Peyer, avec infiltration des ganglions mésentériques. On a trouvé la muqueuse du gros intestin rouge, tuméfiée, mais sans les altérations caractéristiques de la dysentérie. La muqueuse stomacale est hyperémiée, et souvent elle a les caractères de l'inflammation catarrhale. En même temps, il y a dans les vaisseaux, surtout les grosses veines, un sang noir, poisseux, ayant la consistance de la gelée de groseille; cet état est consécutif à la perte considérable de liquides.

Rein. — Du côté du rein, Griesinger a noté une hyperémie considérable, avec un certain degré de ramollissement du parenchyme; il a observé aussi un dépôt pigmentaire plus ou moins abondant dans l'intérieur des vaisseaux. Ces lésions coïncidaient avec la présence dans l'urine d'albumine et de sang. M. Bérenger-Féraud a avancé dernièrement que l'urine, dans ces cas-là, ne contient jamais de sang, mais seulement de la matière colorante et du pigment. Dans quelques épidémies de fièvres pernicieuses, on a noté aussi la fréquence de la néphrite parenchymateuse, ou catarrhale aiguë (Zazecky, au Caucase).

Cavite thorocique. — Appareil respiratoire. On a trouvé les lésions caractéristiques de l'inflammation dans le tissu pulmonaire proprement dit, dans la muqueuse bronchique et dans la plèvre; on avait constaté avant la présence des signes qui accompagnent le début et la marche de ces diverses inflammations : ce qui doit faire admettre une première période d'hyperémie, d'autant plus qu'on a noté aussi des infarctus et des hémorrhagies.

Cœur. — Par une coincidence heureuse, cet organe est celui dont on a le mieux étudié les lésions histologiques; on a constaté, suivant les cas, l'altération de chacune de ces parties constituantes : péricarde, myocarde et endocarde :

Le péricarde a présenté les lésions ordinaires de l'inflammation : exsudat fibrineux, fausses membranes, adhérences, épanchement de sérosité.

Les lésions du myocarde ont été signalées dernièrement par M. Vallin.

Dans un premier degré, la striation du muscle cardiaque a disparu, le protoplasma est transformé en granulations protéiques.

Dans un second degré, ces granulations sont devenues graisseuses; le pigment s'accumule au centre de la fibre, qui devient friable; les noyaux prolifèrent. Cette accumulation de pigment dans le muscle cardiaque avait déjà été signalée par Griesinger. M. Vallin a remarqué que les altérations qu'il a décrites étaient surtout marquées vers la surface interne du cœur, à la section des muscles papillaires.

M. Lancereaux a publié huit observations où l'intoxication de malaria a donné lieu à l'endocardite ulcéreuse (*Arch. gén. Médecine*, 1873). Il a observé :

1° Des végétations à la surface de l'endocarde formées d'éléments peu aptes à vivre. Ils subissent promptement la dégénérescence graisseuse, et le sang charrie ces détritus moléculaires ;

2° Des concrétions fibrineuses qui vont former embolie ou subissent la dégénérescence graisseuse ;

3° Des amas de granulations en bâtonnets ou en chapelets, rappelant par leurs formes les vibrions, et de nature indéterminée.

Avec toutes ces altérations, on ne sera pas étonné de la présence de caillots sanguins, dans les cavités cardiaques, paraissant avoir tous les caractères qu'on a assignés aux caillots formés *ante mortem*. (Morani, Thèses Montpellier, 1868 : Durand, id., id.) — Ces caillots ont été observés dans les manifestations algides de la malaria ; mais ils ne sont pas spéciaux à cette forme : on les a notés aussi dans la forme comateuse.

EMPOISONNEMENT CHRONIQUE

Le sang présente les mêmes altérations que dans l'empoisonnement aigu : hypoalbuminose, hypoglobulie, leucocythose, mélanhémie produite exclusivement par la rate.

La rate, par suite de congestions répétées, a subi une

hypertrophie générale, d'où augmentation de volume de l'organe, induration du parenchyme, épaississement de la membrane d'enveloppe, obstacle à la circulation abdominale. Elle présente aussi des zones de pigment dû ici à la destruction locale des globules rouges. — Cette induration du tissu et cet épaississements de l'enveloppe font que la vie est compatible avec ces grosses rates. Avec des conditions opposées, le moindre choc ou le poids seul de l'organe amèneraient des ruptures mortelles. C'est ce qui peut arriver s'il survient des manifestations aigues nouvelles : le tissu se ramollit, et la compression exercée par le sang, qui s'accumule dans l'organe au moment du paroxysme, jointe au poids de la rate, peut en amener la rupture avec épanchement de sang et de tissu splénique dans la cavité péritonéale.

Le foie présente des altérations analogues. C'est de l'hypertrophie avec induration et pigmentation. On observe secondairement, dans quelques cas fort rares, la dégénérescence graisseuse et la cirrhose. Dans toutes ces conditions, il est clair que le foie constitue un obstacle considérable à la circulation de la veine porte.

L'état que le rein offre passagèrement dans les manifestations aigues peut se prolonger; et alors la maladie de Bright s'établit définitivement.

L'intestin grêle a été trouvé dans quelques cas aminci comme une feuille de papier; les villosités avaient presque totalement disparu.

Le cœur est chez les cachectiques ordinairement augmenté de volume; mais il est toujours flasque, mou et décoloré. — Les vaisseaux périphériques subissent des altérations qui favorisent leur rupture.

Quelle lumière ces données anatomiques fournissent-elles à la physiologie pathologique? Peut-on, en les prenant pour base, expliquer suivant les lois de la biologie les diverses formes des accidents pernicieux? C'est là la question qu'il s'agit maintenant d'examiner et que nous essayerons de résoudre. Nous ne le ferons qu'avec la plus grande réserve, en déclarant d'avance que nous n'émettons que sous forme dubitative les explications que nous allons donner.

« Dans l'état actuel de la science, dit M. Claude Bernard, nul ne saurait avoir la prétention d'expliquer complètement la pathologie par la physiologie; il faut y tendre, parce que c'est la voie scientifique : mais il faut se garder de l'illusion de croire que le problème est résolu. Par conséquent, ce qu'il est prudent e t raisonnable de faire pour le moment, c'est d'expliquer dans une maladie tout ce qu'on peut en expliquer par la physiologie, en laissant ce qui est inexplicable pour les progrès ultérieurs de la science biologique. »

Et d'abord quelle idée doit-on se faire de l'action de la malaria, sur l'organisme en général? Quelle est, en d'autres termes, la nature de la maladie?

La malaria, quelles que soient d'ailleurs son étiologie et sa nature, est un agent qui altère le sang en attaquant probablement le globule rouge. La maladie est donc une intoxication. Les cas où l'on a pu observer les effets de la malaria pendant la vie intra-utérine semblent en être la meilleure preuve. Aubinais (Union médicale 1851) cite deux nouveau-nés, dont les mères étaient affectées de fièvres intermittentes, et qui ont présenté eux-mêmes, en venant au monde, un volume notable de la rate. Depuis on a observé d'autres exemples de nouveau-nés ayant présenté tous les signes de la cachexie. Dans quelques cas, on a noté que les fœtus avaient en même temps que leurs mères des paroxymes fébriles ; les accès s'accusaient à la palpation par des mouvements spasmodiques et tumultueux, et à l'auscultation par une accélération des mouvements du cœur fœtal.

L'agent morbide, une fois introduit dans le sang, agit sur les centres nerveux, soit directement, soit plutôt par l'intermédiaire du globule rouge altéré. Le système nerveux, irrité, réagit, et ce sont ces phénomènes de réaction qui constituent les symptômes de la maladie confirmée. La considération des accès fébriles porterait à croire que l'agent morbide ne s'attaque, dans le système nerveux, qu'au grand sympathique. Les vasomoteurs excités rétrécissent le calibre des petits vaisseaux (stade de frisson); mais cette excitation est bientôt suivie de paralysie, et les vaisseaux se dilatent (stade de chaleur et de sueur). — Schiff et Ludwig admettent que le véritable centre des nerfs vaso-moteurs se trouve dans la moelle allongée. Il est possible à la rigueur que la malaria n'agisse que sur cette partie limitée. Mais, comme il est à peu près certain que l'axe cérébro-spinal, depuis le point d'émergence des nerfs olfactifs jusqu'à sa terminaison, fournit des rameaux d'origine au grand sympathique, rameaux qui se mettent fréquemment en communication les uns avec les autres, — nous croyons plutôt que la malaria agit d'abord sur le système nerveux spinal et par son intermédiaire sur les vaso-moteurs.

Présence d'un poison dans le sang, réaction du système nerveux, telles sont les deux conditions nécessaires à la production de la fièvre et des troubles généraux qui en sont le cortége obligé. Une fois l'incendie allumé, nous en retrouvons les résidus dans les altérations secondaires du sang : l'albumine diminue, les globules rouges sont détruits en grand nombre, la mélanhémie de cause fébrile ou par combustion exagérée apparaît dans toute la circulation. En même temps que la fièvre, il y a des congestions de tous les organes; il en résulte des altérations qui sont surtout marquées dans la rate, ce qui est dû, croyons-nous, à la structure particulière de cet organe. Il présente en effet des espèces de lacs, de réservoirs, où le sang s'amasse et stagne plus longtemps que dans les autres organes. De là le gonflement considérable de la rate. son hyperémie si intense et la rapidité avec laquelle se ramollit son tissu. Le foie, le rein, le cerveau, etc., présentent aussi des congestions moins marquées, il est vrai, mais qui ont pour résultat commun la production de troubles variés dont la réunion altère les sources de la vie. Ici tous les organes principaux sont à peu près également atteints et tout peut rentrer dans l'ordre, si ces congestions ne durent pas trop longtemps. Mais si la fièvre, au lieu d'être limitée à la durée ordinaire des paroxysmes, se prolonge, et, par des causes sur lesquelles nous n'avons pas à revenir, devient continue; il y a un trouble profond dans la nutrition des tissus, ainsi que dans toute maladie *totius substantiæ*. L'organisme s'affaiblit de plus en plus, il ne tarde pas à succomber dans cette lutte, d'autant plus vite que l'action du poison est plus puissante et la résistance vitale moindre.

Telle est l'explication de la perniciosité par le type fébrile. Voyons celle de la perniciosité par le symptôme.

L'examen rapide des lésions anatomiques, constatées dans les divers organes, nous a montré que partout l'altération la première en date et la plus constante est une hyperémie intense et persistante, hyperémie qui ne peut être due qu'à la paralysie des nerfs vaso-moteurs de l'organe. Par le fait de cette paralysie, le sang s'amasse en plus grande quantité dans les vaisseaux qu'il distend ; la pression est augmentée, et il peut arriver que les éléments actifs de l'organe soient comprimés et momentanément étouffés. En tous cas, la nutrition s'exagère ; il y a une combustion fébrile intense; les globules sont détruits en grand nombre et c'est le résidu de leur destruction qui constitue cette accumulation de pigment dans les vaisseaux capillaires ou autour d'eux. Il y a une sorte de fièvre locale surajoutée à la fièvre générale, mais plus intense qu'elle, analogue en tout point à la fièvre locale que détermine la section du grand sympathique au cou. Aussi nous comprendrons pourquoi cette période hyperémique est suivie si rarement de la période de néo-formation ou d'hyperplasie qui constitue l'inflammation. L'inflammation est pourtant possible : nous en voyons des exemples dans le ramollissement du tissu nerveux, la néphrite et la pneumonie qui succèdent à des accès pernicieux. La pneumonie pernicieuse fournit surtout un exemple très-net. On constate, à un premier accès, les signes de la congestion; puis ces signes s'amendent ou disparaissent complètement avec l'accès. Au suivant, on trouve les signes de l'induration pulmonaire; la fin de l'accès les fait encore disparaître. Enfin, si la mort n'arrive pas et si les accès reviennent, on peut constater les signes de la suppuration. L'irritation des nerfs et des vaisseaux, d'où résulte l'hyperémie, n'est pas suffisante pour amener l'inflammation : il faut, en outre l'irritation des éléments cellulaires du tissu, et cette irritation n'a lieu que dans des conditions spéciales qui sont loin d'être déterminées.

Mais, entre l'hyperémie, qui est la règle, et l'inflammation, qui est l'exception du processus pernicieux, il y a des altérations intermédiaires par leur fréquence et proportionnées à l'intensité de la congestion et à sa durée. Qu'arrive-t-il dans toute paralysie vaso-motrice un peu prolongée? M. Claude Bernard nous l'a appris. Les phénomènes varient suivant la qualité de l'organe : dans les glandes il y a une sécrétion considérable du produit qui leur est spécial ; à la surface des muqueuses, ce sont des flux abondants ; dans les parenchymes, c'est un œdème interstitiel ; dans les séreuses, une hydropisie. Il n'y a jusqu'ici, en vertu de l'accroissement de pression, que transsudation à travers les parois des vaisseaux ; mais si cette pression sanguine s'exagère encore, elle arrivera à produire la rupture des vaisseaux : d'où hémorrhagie à la surface des membranes ou dans l'épaisseur des parenchymes : hémoptysie, hémorrhagie intestinale, hémorrhagie cérébrale, etc.

Pourquoi la malaria localise-t-elle son action sur un appareil ou un organe, de préférence aux autres? C'est parce que cet appareil ou cet organe, par suite des conditions particulières où il se trouve, et que nous avons déjà énumérées (prédispositions, état actuel, maladies passées, tempérament, diathèses, constitution médicale), est plus apte que toute autre à subir la paralysie vasomotrice.

La physiologie nous apprend, qu'outre le centre principal des vaso-moteurs, qui se trouve dans la moelle allongée, il existe des centres secondaires. Ceux-ci sont formés par la connexion des rameaux sympathiques nés de toute la longueur de l'axe cérébro-spinal. Ces centres ne sont pas en relation *exclusive* avec certaines parties du corps, il est vrai; mais ils constituent des groupes *particuliers* dont l'excitation détermine des réactions *particulières*. Il ressort de là que la circulation de chaque appareil, de chaque organe dépend en très-grande partie de ces centres secondaires. Ils envoient à ces centres des filets sensitifs et ils en reçoivent des filets vaso-moteurs. Il y a là un arc formé de trois parties : un conducteur centripète, un récepteur, un conducteur centrifuge. Il est facile de comprendre que si des excitations répétées, parties de l'appareil ou de l'organe en question, dans les conditions indiquées plus haut, ont affaibli déjà ou épuisé le centre de réception, ce centre résistera moins que les autres à l'action de la malaria; il tombera plus vite dans l'inertie; son inertie amènera la paralysie des vaso-moteurs qu'il émet, et dès lors l'action du poison, bien qu'elle s'étende à tout l'organisme, sera plus puissante dans l'appareil ou l'organe dont la circulation est sous la dépendance de ce centre.

La dilatation paralytique des vaisseaux peut être primordiale, si l'action du poison a produit d'emblée la névrolysie du centre; dans le cas contraire, cette dilatation est précédée d'une contraction avec ischémie corrélative. Mais peu importe : l'ischémie est de peu de durée; elle disparaît bien vite, pour faire place à une hyperémie prolongée. Il importe aussi fort peu de savoir si le centre vaso-moteur est atteint directement ou indirectement, à la suite de l'irritation des parties de l'axe cérébro-spinal qui lui donnent naissance. Le résultat est le même : c'est la paralysie des vaso-moteurs, la dilatation des vaisseaux, l'hyperémie et ses conséquences.

Ce que nous venons de dire sur la perniciosité par le symptôme, avec accompagnement de fièvre, s'applique également aux symptômes pernicieux apyrétiques. Dans un cas, la malaria attaque à la fois tout l'organisme, et plus particulièrement une partie limitée de cet organisme; dans l'autre cas, c'est cette partie limitée seule qui se trouve dans les conditions voulues pour subir l'action de la malaria. Pourtant les troubles qui en résultent peuvent acquérir assez de violence, pour créer un danger pressant, et par suite ils méritent bien de compter comme accidents pernicieux.

Comme on le voit, un mécanisme unique peut servir à l'interprétation de toutes les formes de perniciosité qui peuvent se présenter dans l'empoisonnement aigu.

En Allemagne, on a invoqué un autre mécanisme; et si, dans l'histoire de la perniciosité, on ne va pas jusqu'à tout expliquer par la mélanhémie, on lui fait jouer un rôle tout au moins prépondérant. Nous croyons que les Allemands ont singulièrement exagéré son importance; et nous croyons surtout qu'il faut envisager autrement qu'eux les faits qui s'y rapportent.

Frerichs, qui le premier a découvert et bien étudié l'accumulation de pigment dans le sang, attribue sa formation presque exclusivement à l'action de la rate. Ce pigment pénètre dans la circulation par la veine porte, se dépose d'abord dans le foie et successivement dans les autres organes, pour y produire des troubles variés. Son action est surtout remarquable dans le cerveau. Là, à cause du petit diamètre des vaisseaux capillaires, il vient former des embolies multiples et ce sont ces obstructions périphériques qui produisent les formes cérébrales des accidents pernicieux. Les auteurs allemands se rallient avec de légères variantes à cette théorie. En France, elle n'est généralement pas admise; Trousseau lui a fait une objection capitale qui suffit à la ruiner. Le pigment qui part de la rate pour arriver au cerveau est obligé de passer par les capillaires du poumon : or leur diamètre n'est pas plus grand que celui des capillaires du cerveau; comment comprendre dès lors que ce pigment forme des embolies dans le cerveau, puisqu'il n'en forme pas dans les poumons?

D'après nous, la question de la mélanhémie est complexe. Il faut distinguer la mélanhémie de l'empoisonnement aigu de celle de l'empoisonnement chronique. C'est la dernière seule qui prend son origine presque exclusivement dans la rate. La première reconnaît une tout autre cause; quoique la rate ne soit pas étrangère à sa production, elle n'y contribue que pour une part minime. Dans la mélanhémie aiguë elle-même, il faut considérer à part le pigment qui se trouve dans le sang et celui qui s'amasse dans les organes. Le pigment qui est charrié par le sang se forme dans tout l'arbre circulatoire, par la destruction exagérée et fébrile des globules rouges. Il naît par conséquent aussi dans tous les organes, et si la rate paraît en produire un peu plus que les autres, c'est à cause de sa structure particulière qui fait que le sang s'y amasse plus facilement et y séjourne plus que partout ailleurs.

Mais le pigment qui se dépose dans les organes n'y est pas amené par le sang. Il s'y forme sur place, à la suite de l'hyperémie qu'y produit la paralysie vasomotrice. Dans cette fièvre locale, les globules rouges sont détruits; leurs débris s'accumulent à l'intérieur des capillaires, pénètrent dans leurs parois ou les compriment de dehors en dedans; la circulation est ainsi entravée, les éléments actifs gênés dans leur fonction. Mais il n'y a pas d'obstruction complète des capillaires à proprement parler; ou s'il y en a, elle se produit plutôt par une sorte de thrombose pigmentaire que par le mécanisme de l'embolie. Ainsi ce n'est pas l'accumulation de pigment dans les organes qui précède et fait éclater les accidents pernicieux; ces accidents se produisent d'abord; l'accumulation de pigment leur est consécutive et ne fait que les aggraver.

Cette destruction exagérée des globules rouges, d'où résulte le pigment, ne s'observe pas autant dans les cas ordinaires de congestion et de fièvre; cela tient, sans doute, à ce que dans ces cas-là le globule rouge n'est pas directement attaqué, comme dans l'intoxication de malaria.

Les troubles qui résultent des amas pigmentaires ne sont pas toujours locaux; ils peuvent retentir à distance. C'est ainsi que le pigment accumulé dans le foie peut entraver la circulation de la veine porte et faciliter la production d'accidents abdominaux. De même, le pigment amassé dans le rein peut produire, par le mécanisme de l'urémie, des troubles dont la prédominance du côté du cerveau fera croire à une localisation dans ce dernier organe de l'action de la malaria. Nous pourrions citer aussi la pigmentation du muscle cardiaque. Elle peut amener des syncopes dont on cherchera l'explication dans un trouble du système nerveux.

En résumé, dans la très-grande majorité des cas, les troubles dynamiques qui accompagnent les accidents pernicieux se rapportent à des altérations matérielles, et y trouvent leur explication. Mais il faut se garder de croire que ces lésions ne manquent jamais. Dans des cas où la mort a été précédée de symptômes tellement accusés, tellement délimités, qu'on ne pouvait s'empêcher de rapporter la maladie aux altérations de tel ou tel organe, l'examen le plus attentif n'a permis de reconnaître aucune lésion, ni dans cet organe, ni dans les autres. Le plus souvent alors, la mort est arrivée rapidement, parfois même instantanément : « Semblable à la foudre, l'agent toxique qui détermine l'accès pernicieux peut détruire, annihiler le principe vital, avant d'altérer les organes. » (Haspel.)

Il nous reste à examiner le rôle des lésions qui accompagnent l'intoxication chronique. Elles favorisent, avons-nous dit, la production des accidents pernicieux, et peuvent, par elles-mêmes, causer l'explosion de phénomènes rapidement mortels. Quelques exemples suffiront à justifier ces propositions.

Le sang par le fait de la cachexie a perdu sa plasticité; il est dans un état tel que les congestions les plus simples provoquées par les paroxysmes aigus du côté des muqueuses, des séreuses et des parenchymes, sont facilement suivies de flux abondants, d'hydropisies considérables, d'œdèmes interstitiels qui constitueront de véritables accidents pernicieux. Les altérations chroniques des reins, en enlevant l'albumine au torrent circulatoire, agissent dans le même sens. Qu'un accès simple s'accompagne d'une congestion néphrétique un peu intense, l'urémie pourra éclater. On comprend sans peine aussi que la friabilité qui accompagne parfois l'hypertrophie de la rate, jointe au poids considérable de l'organe, puisse en faciliter la rupture, au moment d'une congestion violente : cas rare, mais authentique. De même les lésions de foie, en gênant le retour de la circulation abdominale, alors justement que le sang afflue dans l'abdomen par le fait de l'accès fébrile, sollicitera la production d'un flux diarrhéique, d'une hémorrhagie intestinale ou d'un épanchement dans le péritoine. Enfin les altérations des capillaires en faciliteront la rupture, au moment de leur distension par hyperémie : on pourra ainsi avoir une hémorrhagie dans un organe important, le cerveau, par exemple, et cette hémorrhagie cérébrale s'accompagnera de l'hémiplégie ordinaire.

Quant aux troubles parfois mortels qui reconnaissent pour cause les lésions chroniques seules, ils ont souvent le début brusque des accidents pernicieux de l'intoxication aigue ; mais on aurait tort de les confondre avec eux. Non-seulement ils ne sont pas produits par l'action seule et directe de la malaria; mais ils ne naissent même pas à l'occasion des manifestations de cet agent morbide. Ils résultent d'une altération de nutrition et ils éclatent, ou spontanément, ou dans les circonstances les plus fortuites, pourvu qu'elles leur soient favorables. Ces troubles succèdent d'ordinaire à la formation rapide de collections séreuses, dues presque exclusivement à l'altération du sang. Nous citerons, comme exemples, l'hydropisie des ventricules du cerveau, avec coma; celle de la plèvre avec menace d'asphyxie; celle du péricarde, avec syncope; celle enfin du péritoine qui, si elle ne produit pas des conséquences aussi immédiates que ses congénères, frappe du moins l'observateur par sa rapidité insolite. Il faut ajouter à ces troubles, l'apparition possible de l'urémie, diverses hémorrhagies, et la rupture de la rate à l'occasion d'un mouvement ou par choc.

Personne ne contéste l'efficacité de la quinine dans le traitement des accidents pernicieux. Or, que prouve l'action de ce médicament, pour ou contre la théorie de la paralysie vaso-motrice que nous avons admise?

Sans doute, l'action de la quinine n'est que présumée, et si cette présomption ne reposait que sur la considération de ses bons effets dans les manifestations de la malaria, nous nous exposerions fort, en l'invoquant en faveur de notre théorie, à faire une pétition de principes. Mais comme l'idée qu'on s'en fait est basée, et sur des expériences physiologiques nombreuses, et sur les effets de ce médicament dans d'autres affections que celles produites par la malaria, nous ne croyons pas manquer à la logique, en recourant à ce genre de démonstration. Nous ferons seulement une réserve, qui est la suivante : l'action de la quinine n'étant pas établie d'une manière définitive et irrévocable, les preuves qu'on en peut tirer n'ont pas une valeur absolue.

La quinine abaisse le pouls et la température : tel est le résultat sensible obtenu dans tous les cas. Ces deux effets, peu marqués aux doses médicales habituelles sur l'organisme sain, et sur l'organisme malade, dans les affections apyrétiques, s'accentuent nettement avec des doses élevées dans les pyrexies. Pour quelques thérapeutistes allemands, le poison de malaria étant simplement pyrogène, la quinine agit en diminuant les combustions fébriles. Cette manière de voir ne saurait nous satisfaire : il y a des accidents pernicieux qui tuent avec une faible élévation de température, ou même sans fièvre; et personne n'a jamais songé à employer la digitale, qui est un antifébrile bien autrement puissant que la quinine.

Binz affirma en 1869 qu'une dissolution de chlorhydrate de quinine au 800e tue immédiatement les vibrions contenus dans le sang et dont la présence fait naître, selon lui, les manifestations cliniques de la malaria. Le même résultat est obtenu, en quelques minutes, avec une dissolution au 2000e, et en quelques heures avec une dissolution au 20,000^e. Salisbury, qui croit à l'existence dans le sang des palmelles et non des vibrions, se rattache à cette manière de voir. Mais rien ne démontre cette étiologie vivante, et par suite rien n'autorise à interpréter comme eux l'action de la quinine. Il résulte même des expériences de M. Vulpian que, dans l'hypothèse de Binz, il faudrait, pour agir sur tous les organismes inférieurs contenus dans le sang, administrer plus de 30 grammes de quinine en vingt-quatre heures. Fort heureusement, on peut enrayer les accidents pernicieux, sans arriver à ces doses monstrueuses, où le remède deviendrait pire que le mal.

Durand (de Lunel) admet que la quinine, une fois entrée dans la circulation, s'attaque au miasme, le poursuit dans tous les points de l'organisme et le détruit sur place : la quinine serait donc un spécifique, l'antidote du poison du malaria. Si cette manière de voir était exacte, la quinine, en détruisant le poison qui infecte le sang, devrait empêcher les manifestations futures de ce poison. Or, il est bien démontré que la quinine n'a de prise que sur les manifestations actuelles.

La théorie qui s'accommode le mieux aux expériences physiologiques et à l'observation clinique, celle que M. Gubler professe, consiste à admettre que la quinine exerce une action *sédative* et *tonique* sur les centres nerveux, soit en s'incorporant à leur substance (intussusception médicamenteuse), soit en leur cédant de la force (agent dynamophore); et qu'elle modifie surtout le grand sympathique, directement ou par l'intermédiaire de la moelle.

En admettant que son action sur le grand sympathique est directe, voici comment on doit la comprendre : en tant que *sédatif,* la quinine diminue l'excitabilité du grand sympathique et empêche la paralysie vaso-motrice de se produire, à la suite d'une excitation un peu forte. En tant que *tonique,* la quinine rend cette paralysie plus difficile; et lorsqu'elle est déjà établie, elle la diminue ou la fait disparaître complètement.

Si on admet au contraire que la quinine agit préalablement sur la moelle, le mécanisme n'est pas changé. Par sa propriété sédative, elle diminue l'excitabilité de la moelle; par sa propriété tonique elle en augmente la force, la réceptivité, et comme le grand sympathique tire son origine de la moelle, le résultat final est le même : c'est la sédation et la tonification du système vaso-moteur.

En résumé, qu'elle soit directe ou indirecte, primitive ou secondaire, cette action sur le système vaso-moteur paraît incontestable; et l'on doit admettre, avec M. Gubler, que « la quinine augmente la tension active, réduit le calibre des capillaires et diminue la production de chaleur »; en un mot, qu'elle remédie à tous les effets de la paralysie vaso-motrice.

Après ces explications, nous n'aurons pas de peine à comprendre les bons effets de la médication quinique dans les manifestations pernicieuses de l'empoisonnement aigu : que la perniciosité soit due à la continuité fébrile ou à l'addition d'un symptôme important à la fièvre, ou bien à un phénomène grave apyrétique, il y a toujours une paralysie vaso-motrice, générale ou limitée, une névrolysie des centres nerveux ou tout au moins une excitabilité exagérée que la quinine combat.

Ce médicament agira aussi favorablement, bien que les manifestations aigues surviennent chez un individu présentant déjà les lésions de l'intoxication chronique. En s'opposant à la paralysie des vaso-moteurs, compagne obligée de ces manifestations aiguës, il diminue les congestions des divers organes; et par suite, les accidents dont la production est favorisée par les altérations préexistantes seront prévenus ou enrayés. Mais il sera tout à fait impuissant dans ces troubles dus exclusivement à la cachexie, parce qu'ils ne sont pas consécutifs à une paralysie vaso-motrice.

CHAPITRE IV.

DES PRINCIPAUX ACCIDENTS PERNICIEUX ET DE LEUR CLASSIFICATION.

Accidents pernicieux du système nerveux : *a* du cerveau (délire, coma); *b* : de la moelle (convulsions, tétanos, etc.) ; *c* : des nerfs (névralgies). Algidité et syncope.
Accidents pernicieux abdominaux : *a* : de l'appareil digestif; *b* : de l'appareil génito-urinaire.
Accidents pernicieux thoraciques : *a* : de l'appareil respiratoire ; *b* : de l'appareil circulatoire.
Classification de Torti, de Maillot. Difficulté d'une bonne classification.

Il serait fort utile de dresser une liste exacte et complète des accidents pernicieux produits par la malaria; mais cette œuvre est actuellement impraticable. Les troubles divers, relevés dans les auteurs comme accidents pernicieux, ne présentent pas également un caractère d'authenticité, et il est probable qu'on ne les a pas observés tous. Nous n'essayerons donc pas de dresser cette liste, pour la double raison que nous venons de donner. Il en est une troisième : c'est qu'il est bien difficile de déterminer si tel accident, produit incontestablement par la malaria, mérite ou non la qualification de pernicieux. Pour être réputé tel, il devrait, suivant la définition que nous avons donnée de la perniciosité, s'accompagner d'un danger immédiat ou prochain. Or, ce dernier mot est bien élastique. Il ne faut pas oublier que le danger ne résulte pas seulement de l'accident en lui-même, mais aussi et surtout de l'intoxication concomitante qui, par la fièvre ou par un travail sourd, a miné la résistance vitale, de sorte qu'un phénomène morbide qui serait sans gravité s'il évoluait dans un organisme ordinaire, en acquiert une très-grande dans un organisme en puissance de malaria. Il est même arrivé qu'on a signalé comme pernicieux des phénomènes qui annonçaient le danger futur ou dénotaient le danger présent, plutôt qu'ils ne le produisaient eux-mêmes.

Nous nous conterons d'énumérer les principaux troubles regardés par les auteurs comme symptômes pernicieux, sans affirmer qu'ils méritent tous cette désignation; et, pour mettre un peu d'ordre dans cette énumération, nous considérerons ces troubles fonctionnels, successivement dans les trois grandes cavités encéphalo-rachidienne, abdominale et thoracique, dont nous connaissons déjà les altérations anatomiques.

Cavité encéphalo-rachidienne.

Les troubles du système nerveux central, auquel on doit rattacher les divers nerfs qui n'en sont que les expansions périphériques, constituent le plus grand nombre des accidents pernicieux. Nous considérerons à part les troubles de l'appareil cérébral, de l'appareil spinal et des nerfs.

Cerveau. — Les désordres de l'appareil cérébral se rapportent à l'*excitation* ou à la *dépression*. L'excitation en exalte et en pervertit les fonctions, la dépression les abolit totalement ou en partie; il en résulte d'une part le délire, de l'autre le coma. Autour de ces deux formes fondamentales viennent s'en grouper d'autres, moins importantes, qui n'en sont que des variétés ou qui s'en rapprochent par leur nature.

Le délire est dû d'ordinaire à l'anémie cérébrale, à la fièvre ou à la congestion : il paraît, dans le cas qui nous occupe, ne relever que de la troisième cause. Il est fort possible que la paralysie vaso-motrice soit précédée dans bien des cas d'une période d'excitation, de galvanisation du grand symphatique qui produira une anémie cérébrale. Mais cette période est de courte durée, et comme, dans l'immense majorité des autopsies, on a trouvé une congestion intense, on est autorisé à rattacher le délire à l'hyperémie cérébrale plutôt qu'à l'anémie. On ne peut pas songer à le rattacher à la fièvre, parce qu'on le voit débuter brusquement au milieu d'un mouvement fébrile déjà établi, et surtout parce qu'on l'observe parfois avec une température peu élevée et même sans fièvre.

Il ne faudrait pas le confondre avec le délire alcoolique ou celui qui résulte d'une excitabilité exagérée propre à certains individus, à l'occasion du moindre mouvement fébrile. Il faut, pour qu'on le regarde comme un accident pernicieux, qu'il ait une intensité et une durée insolites. Il aboutit généralement au coma. On en a distingué trois variétés, dont on a fait autant de formes pernicieuses :

1° La phrénétique, ou délire aigu avec fièvre intense, carphologie, pouls petit et serré;

2° La maniaque, ou délire général avec agitation et penchant à la fureur;

3° La typhomaniaque, ou délire avec stupeur.

On a noté d'autres troubles qui tiennent à la perversion des fonctions cérébrales : des vertiges, des hallucinations qui peuvent être cause de suicide ou d'impulsions homicides, une loquacité inaccoutumée, une hilarité inexplicable, une expression béate de la physionomie, la perte de la mémoire, l'aphasie. Ce sont là plutôt des signes révélant le danger que des accidents qui le produisent.

Le coma se présente avec des degrés variables d'intensité qui ont donné lieu, en allant de la forme la plus légère à la plus grave, aux désignations suivantes : somnolence ou sopor, coma proprement dit, léthargie, carus, sommeil apoplectique.

Le malade, dans la somnolence, est dans un assoupissement peu profond, mais pénible et insurmontable.

Le coma est un assoupissement plus profond, où le malade tombe dès qu'il cesse d'être excité. On distingue le coma vigil ou subdelirium, où le malade a des rêvasseries et le coma somnolentum où le malade ne rêvasse pas.

Dans le coma somnolentum, le malade qu'on réveille répond juste aux questions qu'on lui fait, ouvre les yeux, les referme aussitôt et se rendort. Dans la léthargie, il parle aussi quand on l'éveille, mais il ne sait ce qu'il dit et retombe dans son assoupissement.

Dans le carus, le malade est dans un sommeil encore plus profond : il n'entend pas, il ne répond pas lorsqu'on le secoue et qu'on lui parle à haute voix. S'il ouvre les yeux, il ne voit pas.

Enfin, le sommeil apoplectique s'accompagne de la paralysie du mouvement et du sentiment, et il a été précédé d'une chute.

Il ne faudrait pas attacher trop d'importance à ces distinctions un peu subtiles. Si nous avons donné la caractéristique de chacun de ces états si rapprochés l'un de l'autre, c'est parce que des auteurs recommandables, tel que Pucinotti, en ont fait autant d'espèces de fièvres pernicieuses.

Le coma peut succéder à l'excitation exagérée et trop longtemps prolongée de l'appareil cérébral. Il résulte le plus souvent de la compression des cellules nerveuses par les vaisseaux sanguins, déjà dilatés, et éprouvant un mouvement d'expansion, à chaque coup de piston du cœur. Cette compression peut se faire aussi par de la sérosité épanchée dans les ventricules, ou dans les interstices des cellules (œdème cérébral) et dans quelques cas très-rares par une extravasation sanguine.

La mélanhémie cérébrale exerce, quand elle existe, une part d'action considérable dans le mécanisme de la compression des éléments nerveux : elle contribue donc à produire le coma. Dans le délire elle agit aussi, mais en excitant les cellules au lieu de les étouffer.

Pas plus que le délire, le coma ne s'accompagne pas forcément de fièvre. On l'observe dans toutes les formes de l'intoxication aiguë. Son début est tantôt brusque, tantôt lent. Sa terminaison est ordinairement rapide; quelquefois pourtant sa durée est très-longue : dans ces cas, qui ne sont pas aussi rares qu'on le croit, le malade, sauvé de l'accident pernicieux, a contracté une phlegmasie cérébrale, par la durée insolite de la paralysie vaso-motrice, aidée probablement par une prédisposition ou d'autres conditions individuelles difficiles à déterminer.

Le délire et le coma se présentent tantôt avec des

allures vives, des phénomènes exagérés de réaction, qui indiquent une médication antiphlogistique secondaire (forme inflammatoire), tantôt avec des allures calmes, des phénomènes de stupeur et de dépression générale (forme adynamique ou typhique).

Tous les auteurs ont signalé le rapport du délire et du coma avec l'élévation de la température. Ces deux accidents s'observent surtout dans les pays chauds, ou pendant la saison chaude dans nos climats tempérés. Leur diagnostic différentiel avec l'insolation est parfois fort difficile. Il arrive même que la chaleur solaire et la malaria frappent à la fois le même individu. Il en est de même de l'alcoolisme aigu. De tous les accidents pernicieux, le délire et le coma sont incontestablement les plus fréquents.

Moelle. — Lorsque la malaria porte plus spécialement son action sur l'appareil spinal, elle produit des désordres fonctionnels divers, suivant la partie qu'elle atteint. L'appareil spinal paraît être la seule partie de l'organisme sur laquelle la malaria puisse agir directement. Les troubles offerts par les autres organes s'expliquent plus facilement en admettant une paralysie préalable des nerfs vaso-moteurs; le cerveau est dans ce cas. Mais quand il s'agit de l'appareil spinal, tout se comprend aussi bien par une action directe que par une action préalable sur le grand sympathique. Il n'y a là rien qui puisse nous surprendre, puisqu'il est admis aujourd'hui que le grand sympathique naît de l'appareil spinal. Or, cet appareil est composé de groupements particuliers de cellules dont l'excitation produira des désordres différents.

C'est ainsi que l'excitation étant portée sur la substance grise du bulbe, il y a des convulsions générales et symétriques. Ces convulsions suivant les prédispositions individuelles peuvent ressembler à celles de l'épilepsie, de l'hystérie ou de l'hydrophobie. On aura la forme épileptique, si pendant que l'action spinale est exagérée, l'action cérébrale est abolie; si cette action cérébrale n'est qu'affaiblie, on aura la forme hystérique; ce sera la forme hydrophobique, si avec les convulsions coïncide un spasme particulier du pharynx, et si ces convulsions ainsi que ce spasme se produisent par un mécanisme réflexe, le point de départ de ce réflexe étant d'ailleurs variable (nerf optique, nerfs sensitifs, cellules de l'idéation).

Il ne faudrait pas, dans le cas où l'épilepsie ou l'hystérie préexistent à l'intoxication, prendre pour des accidents pernicieux les attaques de ces deux névroses qui peuvent éclater pendant une manifestation de la malaria. Si l'attaque ne présente rien d'insolite comme intensité et comme durée, on aura le droit de ne pas s'inquiéter; mais si elle est plus forte et dure plus longtemps que d'ordinaire, et surtout si elle se renouvelle, on aura lieu de craindre une issue funeste, et on verra là un cas de perniciosité qu'on traitera comme les autres.

Si l'irritation se porte du côté des racines postérieures et des cellules correspondantes, la puissance excito-motrice de la moelle peut être élevée à son maximum, et on aura des accidents tétaniques, partiels ou généraux. Le trismus s'observe bien moins rarement que le tétanos général et que tout autre tétanos partiel.

Si la malaria excite la partie de la moelle qui préside à cette fonction qu'on appelle *l'innervation de stabilité des muscles*, en même temps qu'elle aura amené la suspension des opérations cérébrales, ou tout au moins de leurs manifestations extérieures, on aura des accidents cataleptiques. — Si, enfin, cette innervation de stabilité n'est qu'affaiblie, on observera du tremblement plus ou moins général; et si elle est abolie, il y aura une paralysie plus ou moins étendue.

Ainsi, l'appareil spinal, de même que l'appareil cérébral, peut présenter des troubles fonctionnels dus à l'excitation ou la dépression de ses éléments actifs; et tous ces troubles, à part peut-être le tremblement, méritent bien par leur gravité le nom d'accidents pernicieux. Il est vrai de dire qu'ils sont très-rares, si ce n'est pourtant les convulsions et les paralysies.

Il faut remarquer que tous ces troubles de l'appareil spinal, que nous avons regardés comme produits par l'action directe de la malaria, pourraient se produire aussi par action réflexe, à la suite d'une excitation partie du cerveau ou de la périphérie.

Nerfs. L'influence de la malaria peut causer des altérations fonctionnelles non-seulement dans les centres nerveux mais aussi dans leurs expansions périphériques : nerfs de sensibilité spéciale, nerfs de sensibilité générale, nerfs de mouvement, qu'ils appartiennent à la vie de relation ou à la vie organique.

Parmi les nerfs de sensibilité spéciale, il n'en est que deux dont on ait noté les troubles : le nerf optique et le nerf acoustique. L'amaurose et la surdité se sont manifestées, dans quelques cas, dans l'intoxication de malaria, à la façon des accidents pernicieux : mais nous doutons que la mort puisse jamais en résulter.

Si l'on en croit certains auteurs, le nombre des troubles présentés par les nerfs sensitifs et moteurs serait fort considérable. Ce qui nous paraît hors de doute, c'est que les nerfs sensitifs de la vie de relation peuvent devenir le siége de névralgies qui sont de véritables accidents pernicieux : la douleur qui les accompagne est tellement forte que la mort peut en résulter ou par syncope ou par épuisement nerveux. Il en est de même des nerfs sensitifs de la vie de nutrition : nous citerons surtout la cardialgie, que tous les auteurs ont signalée depuis Torti comme une forme pernicieuse.

Nous n'avons pas relevé de cas où l'on ait noté l'anesthésie, comme due exclusivement à un trouble des nerfs sensitifs. Quant on l'a observée, elle coïncidait toujours avec un état cérébral auquel on pouvait la rapporter.

Les nerfs qui président aux mouvements volontaires provoquent des contractures, des convulsions ou des paralysies localisées. Ces troubles ont été offerts principalement par les nerfs moteurs de l'œil. Les nerfs qui président aux mouvements involontaires ont provoqué de même des paralysies et plus souvent des spasmes. Comme exemples de paralysie, on peut citer le relâchement des sphincters, la distension rapide des anses intestinales avec accumulation de gaz ; comme exemples de spasme : le spasme glottique avec menace de suffocation, le spasme du pharynx, le spasme vésical. Il peut se faire que, dans un viscère, les nerfs moteurs et sensitifs de la vie de nutrition soient atteints à la fois et qu'il y ait coincidence d'un spasme avec une névralgie viscérale. C'est ce qui arrive pour l'estomac et la vessie.

En somme, tous ces symptômes présentés par les nerfs sont très-rares, et l'on peut se demander s'ils ne dépendent pas plutôt d'une excitation réflexe de la moelle que d'un état local, et par suite s'ils n'ont point leur point de départ dans les cellules spinales : les névralgies seules feraient exception.

Nous avons exposé, d'après les divers auteurs, les troubles du système nerveux qu'on a regardés comme accidents pernicieux. Tous ne sont pas rigoureusement établis; beaucoup d'entre eux annoncent la perniciosité bien plus qu'ils ne la créent. Pour ceux qui paraissent incontestables, nous trouvons qu'on en a multiplié les formes avec trop de subtilité, et nous croyons qu'on peut ramener la très-grande majorité des accidents pernicieux nerveux, observés dans la pratique, au délire et au coma pour le cerveau; aux convulsions, à la paralysie et au tétanos pour la moelle; aux névralgies pour les nerfs.

Il est deux accidents pernicieux, dont personne n'a jamais songé à contester l'authenticité, et qui, bien qu'ils puissent naître de diverses manières, doivent le plus souvent être rapportés à un trouble du système nerveux; c'est la syncope et l'algidité.

La syncope peut succéder à une anémie cérébrale, conséquence possible de la galvanisation du grand sympathique; à une excitation périphérique (cardialgie ou autre névralgie violente) qui amène la névrolysie des centres moteurs du cœur, ou enfin à une altération fonctionnelle du muscle cardiaque, par accumulation de pigment ou par tout autre mécanisme. La syncope est donc tantôt primitive, tantôt secondaire : c'est le symptôme pernicieux, unique, ou bien elle s'ajoute à un symptôme pernicieux préexistant. La production simultanée ou subséquente de deux ou plusieurs accidents est la règle dans la perniciosité par le symptôme : il est rare qu'un symptôme unique ouvre et ferme la scène.

De même que la syncope, l'algidité est primitive ou secondaire. Primitive, elle a été considérée à tort comme la prolongation indéfinie du stade de frisson : elle paraît plutôt tenir à un collapsus du système nerveux central, et en particulier au collapsus des parties, qui, suivant des hypothèses ingénieuses nouvelles, présideraient à la nutrition des tissus et à la calorification. Les échanges nutritifs paraissent suspendus, du moins à la périphérie. Le malade a la peau glacée et pourtant il accuse une sensation de chaleur et une soif très-vive. Il est regrettable que le thermomètre n'ait pas été employé, dans les cas d'algidité primitive, pour prendre la température des parties profondes.

L'algidité secondaire succède à la forme cholérique ou à la forme diaphorétique. L'accumulation de pigment dans les fibres musculaires du cœur contribue puissamment, d'après Griesinger, à la faire naître. Un fait remarquable, c'est l'intégrité parfaite de l'intelligence : le malade se rend très-bien compte de son état : il se sent et se voit mourir.

Laforme diaphorétique, qu'on peut aussi rattacher au système nerveux, est de tous les accidents pernicieux le plus trompeur : il y a eu un accès de fièvre ordinaire, la sueur arrive, le malade et le médecin sont tranquilles ; mais le stade de sueur se prolonge, le malade s'affaiblit et se refroidit, il sue, sue toujours « fondant comme de la cire » et meurt dans l'algidité.

Cavité abdominale.

Dans la cavité abdominale, il y a à considérer les accidents pernicieux présentés par le tube digestif et ses annexes, et ceux présentés par l'appareil génito-urinaire.

Appareil digestif. — On a noté un spasme violent du pharynx, peu dangereux par lui-même, mais empêchant la déglutition des médicaments qu'on administre par la bouche. Dans l'estomac, outre la cardialgie, dont nous avons déjà dit un mot, il y a des vomissements muqueux, séro-muqueux, séreux avec des grains rhiziformes, qui rejettent le médicament, et affaiblissent rapidement le malade. L'intestin grêle présente des accidents cholériformes : ce sont des sécrétions abondantes, analogues comme composition aux vomissements. La ressemblance avec une attaque de choléra est complète. Pourtant le diagnostic n'est pas difficile : il ne le devient que dans le cas où une épidémie de choléra coïncide avec une épidémie ou une endémie de malaria ; et encore faudrait-il que le malade n'ait présenté, antérieurement à l'attaque, aucun des signes qui se rapportent à l'une ou à l'autre des deux maladies : diarrhée prémonitoire pour le choléra, accès intermittent pour la malaria. Du côté du gros intestin, on a noté des accidents dysentériques, ou évacuations pénibles avec une quantité plus ou moins considérable de sang. On a prétendu que ces accidents résultaient de la complication de la malaria par la dysentérie; mais comme le sang apparaît avec les accès fébriles, disparaît avec eux, et cela dans des lieux où la dysentérie ne s'observe pas, on est autorisé à attribuer ces phénomènes dysentériques à la malaria. On comprend que ces évacuations alvines répétées s'opposent à l'administration des médicaments par le rectum.

On observe non-seulement des flux muqueux et séreux

dans le tube digestif, mais aussi des hémorrhagies : hématémèse, hémorrhagie intestinale. Tous ces accidents mènent à l'algidité. On comprend, sans qu'il soit nécessaire d'insister, le rôle que jouent le pigment hépatique et les altérations chroniques du foie, quand elles existent, dans la production de tous ces accidents. Les purgatifs violents ont paru dans certains cas les provoquer.

Les annexes du tube digestif ont présenté comme accidents pernicieux :

La rate, une rupture avec épanchement mortel dans le péritoine ;

Le foie, de l'ictère par congestion sanguine, ou par la compression que les accumulations de pigment exercent sur les radicules des canaux biliaires. Peut-être l'atrophie aiguë a-t-elle été dans quelques cas la conséquence de la congestion. De la résorption ou de la rétention dans le sang des éléments de la bile résultent des troubles variés, spéciaux, observés surtout dans les pays chauds ; ils coïncident d'ordinaire avec des troubles de l'appareil rénal et constituent un appareil symptomatique, auquel on a donné le nom de *fièvre jaune de malaria*. Torti a décrit une fièvre pernicieuse atrabilaire ou hépatique, où quelques auteurs voient à tort la forme dysentérique, et qui paraît n'être autre chose qu'un trouble avec exagération de la sécrétion biliaire.

Enfin, le péritoine a présenté, lui aussi, des symptômes violents qui ont fait admettre une forme péritonique.

Appareil génito-urinaire.— Les troubles des reins s'observent surtout dans les pays chauds. Ils accompagnent souvent ceux du foie. Ainsi, dans la fièvre jaune palustre, il y a de l'hématurie et la suppression des urines. Cette anurie s'observe aussi dans la forme cholérique. On a noté très-souvent l albuminurie, et parfois même l'urémie. Dans ce dernier cas, quoique ce soit le rein qui est malade, c'est le cerveau qui présente les symptômes morbides. Une analyse attentive des phénomènes permet seule d'assigner à la maladie sa véritable localisation. Tous ces troubles ont pour point de départ une congestion ou la présence d'amas pigmentaires.

Du côté de la vessie, on a noté des paralysies avec évacuation involontaire de l'urine, des spasmes douloureux (ischurie, ténesme vésical), — du côté de l'utérus, des hémorrhagies, surtout quand la femme est sous l'influence cataméniale.

Cavité thoracique.

L'appareil repiratoire a présenté des troubles violents qui simulent les maladies les plus aigues des organes qui y sont contenus. On doit les expliquer par des mouvements congestifs, amenant une activité extraordinaire et subite des fonctions. Mais, dans quelques cas, et cette remarque ne s'applique pas seulement aux organes thoraciques, la répétition des congestions produit l'inflammation véritable ; il y a transformation du symptôme pernicieux en *crotopathie* : le trouble passager et surajouté est devenue la maladie permanente et principale.

Les troubles de l'appareil circulatoire se rapportent à la péricardite, à la myocardite, ou à l'endocardite. Le fond de ces troubles, c'est une faiblesse des mouvements du cœur, avec tendance à la syncope. Les accidents syncopaux sont parfois produits exclusivement par cet état du cœur ; il en est peut-être de même, dans quelques cas, de l'algidité primitive : les lésions du muscle cardiaque l'entretiennent tout au moins, s'ils ne la produisent pas directement.

Il est arrivé qu'on a pris pour des accidents pleurétiques ou péricardiques les douleurs produites par une névralgie violente, intercostale ou épigastrique.

Il faut ajouter à ces accidents thoraciques des accès de spasme glottique, d'asthme convulsif et d'angine de poitrine. Le plus souvent ces maladies préexistent et la malaria ne fait qu'en provoquer les attaques ; mais dans quelques cas, excessivement rares, à la vérité, il paraîtrait que la perniciosité s'est manifestée sous cette forme, sur des individus qui avaient été jusqu'alors indemnes de ces maladies.

Pour terminer cette énumération a peu près complète des accidents pernicieux, il faut ajouter certaines formes, comme la céphalalgique. la dyspnéique, l'exanthématique, la scorbutique, la rhumatismale dont la réalité n'est pas rigoureusement établie pour quelques-unes, et dont les autres sont plutôt des phénomènes secondaires liés à d'autres accidents plus généraux et plus importants.

Si l'on est embarrassé pour dresser une liste des accidents pernicieux, on l'est encore bien davantage lorsqu'on songe à les classer. Il n'est aucune des méthodes ou plutôt des systèmes de classification adoptés par les auteurs qui ne pèche pas par quelque côté et ne prête à de nombreuses objections. C'est ce que démontrera un examen critique rapide de ces diveres classifications.

Torti, dans le monument qu'il nous a légué, livre admirable par la fidélité des descriptions et la justesse de l'observation clinique, et digne à tous égards des honneurs la traduction, adopte une division fondamentale des fièvres pernicieuses qui s'impose encore aujourd'hui : il distingue les fièvres *solitaires* et les fièvres *comitées*, les premières pernicieuses par la continuité de la fièvre, les autres par la prédominance d'un symptôme. — Le mot de solitaire n'est peut-être pas très-heureux, car les fièvres solitaires s'accompagnent fréquemment des symptômes qui caractérisent les comitées, mais sans prédominance de l'un d'entre eux. Les auteurs italiens modernes préfèrent au mot de solitaire celui de *subcontinu*, que Torti avait aussi employé, désignation encore moins heureuse et qui consacre une erreur. N'osant pas secouer le joug de l'intermittence, ils admettent que la fièvre subcontinue se compose, comme son nom l'indique, d'accès très-rapprochés, il est vrai, mais pourtant séparés l'un de l'autre. Mais il est bien démontré que le mouvement fébrile dans l'intoxication de malaria peut être continu, soit qu'il présente une uniformité constante, soit qu'il offre des périodes d'exacerbation.

Les fièvres solitaires forment la huitième et dernière espèce des fièvres pernicieuses. Les sept premières espèces sont formées par les fièvres comitées, que Torti répartit en deux groupes :

a. Les *colliquatives* qui paraissent tenir à une atténuation, à une dilution des humeurs ; elles sont au nombre de quatre : la cholérique, l'atrabilaire, la cardialgique, la diaphorétique ;

b. Les *coagulatives*, qui paraissent dépendre de l'épaississement des humeurs ; elles sont au nombre de trois : la syncopale, l'algide et la léthargique.

Cette subdivision était parfaitement accommodée aux doctrines du temps; mais comme les hypothèses humorales sur lesquelles elle repose sont depuis longtemps tombées, on ne saurait la conserver aujourd'hui. Elle a le tort de séparer des formes connexes, pouvant même être simultanées, l'algide et la diaphorétique. Torti rapporte lui-même un cas où cette réunion des deux symptômes existait, et il s'avoue embarrassé pour classer la maladie. Un autre reproche qu'on peut faire à Torti, c'est d'accorder trop d'importance à des formes douteuses, comme l'atrabilaire, et d'en négliger d'autres incontestables : il est certain que les accidents pernicieux ne sont pas limités aux sept espèces qu'il a décrites. Enfin cette classification ne tient pas compte des accidents pernicieux qui ne s'accompagnent pas de fièvre, reproche qui s'adresse également à la plupart des autres classifications.

Les auteurs venus après Torti ont admis un plus grand nombre de formes pernicieuses. Ils ont pris aux grands appareils la plupart de leurs symptômes graves et ils en ont fait autant d'espèces différentes qu'ils se sont contentés d'énumérer plutôt qu'ils n'ont cherché à les classer. Alibert admet treize espèces, Pucinotti quarante-six, Mongellaz un nombre bien plus considérable.

Les classifications qui reposent sur un symptomatisme exagéré sont évidemment vicieuses; mais, même en prenant une base plus rationnelle et mieux entendue, l'ordre clinique, il n'est pas difficile de comprendre qu'il est impossible d'arriver à une classification parfaite.

Et d'abord il est fort rare qu'un accident pernicieux unique constitue la maladie ; le plus souvent il y en a deux ou même plus qui se succèdent. Si on parcourt les recueils d'observations de fièvres pernicieuses, on trouvera fort peu d'espèces qui soient pures. On verra, par exemple. la fièvre, d'abord délirante, devenir comateuse et mériter à certain moment le nom de convulsive. Dès lors quelle désignation lui appliquer? Faut-il considérer l'accident qui ouvre la scène, ou celui qui la ferme, ou celui qui offre la plus grande intensité? De toutes façons la désignation ne sera ni juste, ni complète, à moins d'accoupler deux ou trois mots.

Ces inconvénients apparaissent encore plus clairement lorsqu'il s'agit d'accidents tels que l'algidité. L'algidité peut être initiale : c'est celle que Torti a décrite; ou bien elle succède à la forme cholérique ou à la forme diaphorétique; ou bien même elle se produit en même temps que cette dernière. Doit-on employer un seul mot pour peindre ces états si différents? Il en est de même de la syncope.

Frappé de ces difficultés, Maillot a pris l'ordre anatomique pour base de sa classification qui est généralement suivie aujourd'hui. Cette méthode est loin d'être irréprochable : si elle s'appuie sur la lésion matérielle des organes, on peut objecter que cette lésion manque souvent; si elle s'appuie sur la localisation symptomatique, on peut répondre que les symptômes offerts par un appareil ou un organe se rapportent parfois à des espèces différentes d'accidents pernicieux qui peuvent même avoir leur point de départ dans un autre appareil ou un autre organe. Enfin il est des formes qui ne se prêtent à aucune localisation.

On pourrait encore moins classer les accidents pernicieux avec Dutroulau, suivant l'affinité plus ou moins grande qu'ils peuvent avoir avec les différents stades de l'accès fébrile, ou avec Laveran, suivant l'intensité plus ou moins grande de l action du poison et de la réaction de l'organisme. Ce sont là des points de vue philosophiques, élevés sans doute et permettant une vue d'ensemble, mais trop abstraits et trop généraux pour servir à une classification qui, somme toute, est destinée plus encore à faire connaître les détails qu'à donner une idée de l'ensemble.

Après ces essais infructueux d'hommes si autorisés dont quelques-uns furent de grands maîtres, ce serait une prétention ridicule de notre part de tenter une entreprise où ils ont échoué. Ce n'est que lorsque les accidents pernicieux seront tous connus et authentiquement établis qu'on pourra songer à les classer méthodiquement; encore faudra-t-il que les classifications nosologiques qu'on possède actuellement soient elles-mêmes moins imparfaites.

Pour le moment, on ne peut faire embrasser d'un coup d'œil le tableau si confus des accidents pernicieux. Pour en avoir une idée un peu complète, il faut l'envisager sous différents aspects, comme ces objets qu'il faut tourner et retourner, et considérer sur toutes leurs faces avant d'arriver à s'en rendre compte. Nous avons déjà indiqué les rapports que la production et la forme des accidents pernicieux affectent avec les conditions extérieures et surtout les conditions individuelles; nous allons les considérer maintenant sous d'autres aspects :

1° Au point de vue du siége anatomique qu'ils occupent et des modalités cliniques qui les traduisent au dehors;

2° Au point de vue du processus morbide qui préside à leur évolution;

3° Au point de vue des manifestations de la mala ria qu'ils accompagnent ou qu'ils remplacent.

Au point de vue du siége anatomique, on peut distinguer trois formes fondamentales, suivant la localisation apparente, sinon réelle, des symptômes : une forme encéphalo-rachidienne, une forme abdominale, une forme thoracique.

Il faudrait faire une classe à part pour les accidents algides et syncopaux qui peuvent naître indifféremment d'un trouble localisé dans une des trois grandes cavités.

Dans chaque forme ou classe on pourrait distinguer des genres, suivant l'appareil ou l'organe qui est affecté, et enfin chaque genre comprendrait un certain nombre d'espèces, suivant les symptômes que présente l'appareil ou l'organe malade.

Ce système éclectique, qui rapproche les accidents pernicieux en prenant pour base à la fois l'ordre anatomique et l'ordre clinique, nous paraît le moins défavorable des principes de classification adoptés jusqu'ici. Mais nous nous contenterons d'énoncer le principe sans entrer dans les détails; nous le répétons, une classification nous paraît actuellement impossible, parce qu'on n'est pas encore fixé sur les symptômes qui doivent constituer les diverses espèces.

Les processus morbides qui président à l'évolution des accidents pernicieex sont les suivants :

Les congestions (des muqueuses, des séreuses, des viscères);

Les flux (des glandes. des muqueuses);

Les hydropisies (des séreuses, des viscères ou œdèes);

Les hémorrhagies (des muqueuses, des séreuses, des viscères);

Les névroses (de l'intelligence, de la sensibilité, du mouvement pour la vie de relation; de la sensibilité et du mouvement pour la vie de nutrition);

Les phlegmasies (des muqueuses, des séreuses, des viscères).

Toutes les manifestations aigues de la malaria peuvent devenir pernicieuses, ainsi que nous avons eu occasion de le dire plusieurs fois. On peut distinguer à ce point de vue :

1° Les manifestations pernicieuses des formes continue et rémittente :

a. Par un accident qui les accompagne.

b. Par une gravité particulière, sans localisation spéciale.

2° Les manifestations pernicieuses de la forme intermittente, les fièvres intermittentes simples, les fièvres irrégulières et les fièvres larvées deviennent pernicieuses :

a. Par un accident qui les accompagne.

b. Par un accident qui les remplace.

Quant à l'intoxication chronique, elle n'a pas de manifestations pernicieuses.

CHAPITRE V.

TRAITEMENT.

Médication quinique fondamentale. Traitement de l'accident pernicieux. Absorption du sulfate de quinine par la voie digestive. Méthode des injections hypodermiques. Médication accessoire.

Dans le traitement des accidents pernicieux, il y a une médication fondamentale, toujours la même, qui est la médication quinique, et une médication accessoire qui varie suivant les divers accidents. Cette médication accessoire est souvent fort importante : elle seconde toujours l'action de la quinine, et parfois même elle est indispensable pour en assurer le succès.

Tous les sels de quinine pourraient être employés ; mais celui dont on se sert le plus généralement est le sulfate. Le chlorhydrate a sur lui l'avantage d'être plus soluble. Toutefois, comme on n'est pas aussi unanime sur son efficacité que sur celle du sulfate de quinine, il est prudent de s'en tenir pour le moment à l'emploi de ce dernier sel.

Les lois qui président à l'absorption du sulfate de quinine et à son élimination, établies par divers expérimentateurs et, en particulier, par M. Briquet, doivent dicter les règles de son emploi dans le traitement des accidents pernicieux.

Les lois de l'absorption, au nombre de trois, sont les suivantes :

1° La rapidité d'absorption de sels de quinine est en raison directe de leur solubilité respective.

2° Dans l'absorption par l'estomac, il ne faut compter sur une action thérapeutique qu'après une heure en moyenne.

3° La tolérance varie avec les âges et le sexe : faible chez les vieillards, relativement grande chez les enfants, elle est considérable chez l'homme adulte, et bien moins grande chez la femme.

Les lois de l'élimination sont aussi au nombre de trois :

1° La quantité éliminee est proportionnelle à la quantité ingérée,

2° La durée de l'élimination à hautes doses est terminée après trois à quatre jours, à faibles doses après un à deux jours.

3° L'élimination commence d'autant plus rapidement que la quantité ingérée est plus grande et que le sel est plus soluble.

Ces lois, qui ne s'appliquent qu'au cas où le sulfate de quinine est administré par le tube digestif (estomac ou rectum), prouvent que, par cette voie, pour agir promptement et sûrement, ainsi qu'on le doit dans le traitement des accidents pernicieux, il faut employer des doses élevées et des préparations solubles. Le sulfate de quinine devient soluble, lorsqu'on ajoute à l'eau de 3 à 5 gouttes d'acide sulfurique pour 1 gramme de sel. Quant à la dose, on sait, depuis Torti, qu'elle doit être au moins trois fois plus forte que dans le traitement des fièvres simples.

En présence d'un accident pernicieux, dès que le diagnostic est assuré, *et même dans le doute*, on administre par la bouche une première dose de 1 gr. de sulfate de quinine, dans une potion de 80 gr.; une seconde dose analogue après deux à trois heures, et une troisième après le même espace de temps. Il est rare qu'on soit obligé d'en donner d'autres; on se réglera, d'ailleurs, sur l'intensité de l'accident. Le deuxième jour, on donnera de même 3 gr. de sulfate de quinine. Le troisième jour, on laisse reposer le malade; il est toujours sous l'influence du médicament. Le quatrième jour, 2 gr. de sulfate de quinine. Le cinquième, repos. Du sixième au dizième, chaque jour une dose de 75 centig. à 1 gr. pour empêcher la récidive.

Si on administre le médicament par le rectum, il faut doubler les doses que nous avons indiquées.

Le tube digestif n'est ni la seule voie d'absorption, ni la meilleure. Il est des cas où l'on doit y renoncer. Ainsi il y a parfois un trismus qui empêche l'introduction du médicament dans la bouche, un spasme du pharynx qui l'arrête au passage, des vomissements ou de la diarrhée qui le rejettent au dehors; en outre, le tube digestif est parfois comme une cavité inerte qui n'absorbe que lentement et faiblement ou point du tout le sulfate de quinine; enfin, ce médicament exerce une irritation dont on connaît les inconvénients; elle empêche d'alimenter les malades, et s'il existe des phlegmasies elle les aggrave.

De là l'utilité, la nécessité même de chercher d'autres voies que le tube digestif. Nous ne parlerons que pour mémoire de l'inspiration de l'éther quinique ou des pulvérisations faites avec l'eau tenant de la quinine en suspension. Personne ne songera à employer dans un danger aussi pressant des moyens aussi incertains. Reste l'introduction du médicament par la peau.

On a employé des frictions avec des pommades où la quinine est incorporée à un corps gras quelconque; ces frictions sont faites dans l'aîne, au creux axillaire, sur les flancs, quelquefois sur le derme dénudé par un vésicatoire. Ces procédés sont infidèles et on n'en a pas fixé les lois. On doit leur préférer la méthode des injections hypodermiques, qui présente de sérieux avantages et quelques légers inconvénients.

Les avantages sont : la rapidité et la sûreté d'action; on sait exactement la dose absorbée, ce qu'on ignore par la voie digestive; l'immunité de l'appareil digestif; l'économie du médicament. On obtient les mêmes effets que par l'estomac avec une dose quatre à cinq fois moindre.

Les inconvénients sont des indurations persistantes, quelquefois douloureuses du tissu cellulaire, de petits abcès, ou même de petites eschares. « La méthode serait parfaite, dit M. J. Arnould, si l'on trouvait un dissolvant du sulfate de quinine tout à fait inoffensif pour le tissu cellulaire. » On arrive à éviter presque complètement l'action irritante, en employant la préparation suivante :

Eau distillée 8 gr.
Bissulfate de quinine cristallisé 1 gr.
Faire dissoudre.

Si l'on n'a pas de bissulfate cristallisé, on peut employer la formule proposée par M. Cl. Bernard.

Eau distillée 10 gr.
Sulfate de quinine 1 gr.
Acide tartrique 0 gr. 50.

M. Dodeuil a fait de nombreux essais avec cette dernière solution, dans le rhumatisme articulaire aigu. Il a injecté ainsi jusqu'à 2 gr. de sulfate de quinine par jour, et les troubles locaux ont été rares et sans gravité. On arrivera plus facilement encore à ce bon résultat en n'injectant, à chaque endroit piqué, que 20 à 40 gouttes de liquide.

Nous ne conseillerions pas de recourir exclusivement à la méthode hypodermique ; mais nous croyons qu'elle peut être toujours utile et que dans certaines circonstances, chez les enfants et en particulier dans les accidents cholériformes, elle est appelée à rendre de véritables services.

La médication secondaire est surtout utile dans certaines formes d'accidents pernicieux.

Dans la comateuse inflammatoire, il faut combattre la violente congestion encéphalique qui l'accompagne, surtout si le malade est robuste. On n'emploiera pas la saignée générale, qui a toujours produit de mauvais résultats ; on se contentera d'appliquer de 15 à 20 sangsues aux apophyses mastoïdes, en même temps que des révulsifs sur la peau et l'intestin. Il faut pourtant éviter les purgatifs énergiques : dans quelques cas, ils ont provoqué des accidents pernicieux.

Dans la forme délirante, on aura aussi besoin d'employer parfois les sangsues. Dans plusieurs cas, l'emploi de l'opium à hautes doses (30 à 40 centig. par jour) a singulièrement aidé l'action de la quinine.

Les accidents algides sont peut-être ceux où la médication accessoire est le plus nécessaire, surtout quand ils sont consécutifs aux accidents cholériques. Il n'y a presque pas d'absorption intestinale ; la voie hypodermique elle-même, par le fait de la lenteur de la circulation, est à peine ouverte. Pour faciliter l'absorption du médicament, il faudra employer les boissons chaudes, les stimulants diffusibles, surtout l'acétate d'ammoniaque, pratiquer des frictions énergiques générales. Au besoin on injectera la solution médicamenteuse dans les veines, comme on injecte de l'eau dans le choléra.

Contre les accidents cholériques, on emploiera les stimulants, les révulsifs, la glace à l'intérieur, les boissons gazeuses, l'opium. On administrera le médicament comme dans les accidents algides.

Tels sont les principaux accidents pernicieux qui réclament le plus impérieusement une médication secondaire.

Nous terminerons par une remarque qui s'applique à tous les cas de perniciosité ; quelle que soit l'apparence de gravité de la maladie, on ne doit jamais désespérer de sauver le malade. Il faut s'encourager au souvenir des heureux résultats. Les deux succès que M. Chauffard, entre autres, a obtenus dans deux cas d'accidents syncopaux, où la mort apparente durait depuis un temps assez considérable, sont des plus frappants ; ils équivalent à une véritable résurrection.

Paris. A. PARENT, imprimeur de la Faculté de Médecine, rue Mr-le-Prince, 31.

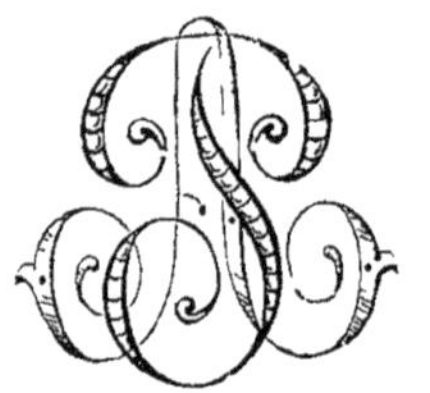